Michael Cebulski

J'aime mes émotions !

Michael Cebulski

J'aime mes émotions !

Pour le meilleur et pour le pire

Éditions Vie

Impressum / Mentions légales
Bibliografische Information der Deutschen Nationalbibliothek: Die Deutsche Nationalbibliothek verzeichnet diese Publikation in der Deutschen Nationalbibliografie; detaillierte bibliografische Daten sind im Internet über http://dnb.d-nb.de abrufbar.

Information bibliographique publiée par la Deutsche Nationalbibliothek: La Deutsche Nationalbibliothek inscrit cette publication à la Deutsche Nationalbibliografie; des données bibliographiques détaillées sont disponibles sur internet à l'adresse http://dnb.d-nb.de.

Coverbild / Photo de couverture: www.ingimage.com

Verlag / Editeur:
Éditions Vie
ist ein Imprint der / est une marque déposée de
OmniScriptum GmbH & Co. KG
Bahnhofstraße 28, 66111 Saarbrücken, Deutschland / Allemagne
Email: info@editions-vie.com

Herstellung: siehe letzte Seite /
Impression: voir la dernière page
ISBN: 978-3-639-62990-3

J'AIME MES EMOTIONS, POUR LE MEILLEUR ET POUR LE PIRE

AIME TES EMOTIONS,

ET TES EMOTIONS T'AIDERONT!

INTRODUCTION

En ce 14 octobre 1968, sous le soleil de Mexico, le chronomètre électronique s'affole et affiche 9 secondes 89. « Il est impossible qu'il ait pu faire ce temps » semblent dire tous les spectateurs assistant à la finale du 100m des Jeux Olympiques. Et pourtant, Jim Hines, cet Afro-Américain de 22 ans, originaire de l'Arkansas, vient de franchir la barre mythique des 10 secondes. Toutes les études scientifiques étaient d'accord pour dire qu'il s'agissait d'une barrière infranchissable par l'homme. Mais, il avait déjà réussi l'exploit quelques semaines plus tôt, à Sacramento, lors des championnats américains, en réalisant 9 secondes 90 au chronométrage manuel (au final on retiendra 10 secondes 03). Cette fois-ci, à Mexico, il s'agit d'un chronométrage électronique, donc le record est officiel. Même si le temps est finalement ramené à 9 secondes 95 à cause de querelles au sujet de la mesure du temps, Jim Hines vient de prouver au monde entier que la science s'était trompée.

Bien sur, les plus pragmatiques ont recherché des explications à cet exploit, notamment que l'altitude de la ville de Mexico (2200 mètres) faciliterait les performances athlétiques. Et le fait que Jim Hines a abandonné sa carrière de sprinter pour devenir footballeur avec les Dolphins de Miami - et ainsi n'a pu réitérer son exploit - semblait donner raison aux détracteurs. D'ailleurs il faudra attendre quinze ans pour voir un sprinter améliorer le record : le 3 juillet 1983 Calvin Smith, lui aussi Américain, affiche un score de 9 secondes 93. Entre temps, la fatidique barre des 10 secondes sera franchie par deux fois lors de meetings officiels, par le Cubain Sylvio Leonard en août 1977 et par le fameux Carl Lewis en mai 1983. Ce dernier en 1988 aux JO de Séoul bat le record en 9 secondes 92.

Depuis cette performance, le record a été battu à plusieurs reprises. Depuis 2009 c'est le Jamaïcain Usain Bolt qui détient le record de 9 secondes 58. Nous sommes aujourd'hui bien loin de cette frontière physique que l'homme ne pouvait jamais franchir selon les scientifiques des années 60. Et à chaque nouveau record, les athlètes poussent les scientifiques à revoir leur copie.

L'histoire de Jim Hines, et de tous les athlètes de son envergure, est formidable pour celui qui cherche à étudier le poids des croyances dans les réalisations humaines. Est-ce parce qu'il est physiquement impossible de courir le 100m en moins de dix secondes que la majorité des athlètes frôlent cette barre sans la franchir ? Ou bien parce qu'il est communément accepter que c'est impossible ?

Le fait que Jim ait eu comme entraineur l'ancien sprinter Bobby Morrow, triple champion olympique à Melbourne en 1956, a sans doute contribué à son record. En effet, Bobby croyait fermement avoir trouvé l'homme qui affolerait les chronomètres. Imaginez la force des arguments de Morrow pour convaincre Jim Hines de différer la signature de son contrat avec le club de foot de Miami. Nous tenons peut-être bien là la solution du problème : croire que c'est possible même si tout le monde pense le contraire, et avoir la force mentale de le prouver.

Aujourd'hui, tous les athlètes de haut niveau sont suivis de près par l'entraineur, le préparateur physique, le kiné et le médecin. Un autre professionnel a rejoint le staff depuis quelque temps, il s'agit du préparateur mental, c'est dire si le psychisme a un impact sur les résultats. Il est d'ailleurs communément admis que les résultats sportifs résident pour 90% dans le mental et pour 10% seulement dans le physique. Une athlète olympique a reconnu que lorsque l'on atteint un tel niveau, le physique ne fait plus la différence : seul le mental permet d'être le meilleur parmi les meilleurs.

Sur un mur de mon cabinet est affichée cette citation de Bouddha : « Nous sommes ce que nous pensons. Et avec nos pensées nous bâtissons notre monde ». J'aime bien cette citation parce qu'elle résume à elle seule l'ensemble des problèmes rencontrés par les humains. On a souvent dit que la motivation était nécessaire pour atteindre un but, que ce soit obtenir le travail de ses rêves ou guérir d'une maladie. C'est certainement ce que voulait aussi faire comprendre Henri Ford, le célèbre industriel du XXe siècle, lorsqu'il a dit : Il y a des gens qui disent qu'ils peuvent ; d'autres qu'ils ne peuvent pas. En général, ils ont tous raison. »

C'est l'objet de ce livre, qui défend l'idée que des croyances naissent les pensées, qui elles-mêmes donneront naissance aux émotions qui nous pousseront à l'action. Nous verrons comment les neurosciences prouvent une théorie vieille de plusieurs siècles : en son temps le sage roi Salomon à dit : « Plus que toute autre chose qu'on doit garder, préserve ton cœur, car de lui viennent les sources de la vie » (Proverbes 4 :23). Pendant longtemps les hommes ont cru que l'esprit siégeait dans le cœur, c'est pour cela que Salomon encourageait à prendre soin de son « psychisme » parce que, pensait-il, il fournissait l'énergie pour vivre.

Dans les pages qui suivent nous verrons : 1) que les croyances sont l'architecture neuronale du cerveau, 2) que les pensées, ou l'esprit, sont électrochimiques et siègent dans le cerveau, 3) le rôle des émotions dans l'équilibre de la vie, 4) comment les comportements façonnent notre cerveau, 5) comment faire coopérer corps et esprit pour une vie satisfaisante.

Le but de ce livre est de permettre de retrouver l'équilibre psycho-émotionnel nécessaire pour la survie dans le bien-être.

Bonne lecture !

Sommaire

I. LE CORPS ET L'ESPRIT: UN TOUT ?

Le lien entre le corps et l'esprit est le sujet d'un débat intellectuel acharné depuis plusieurs siècles. Des scientifiques, des philosophes et des psychologues s'affrontent sur ce thème, y allant chacun de sa théorie. Il semble que plus on s'intéresse à ce sujet et plus il semble insoluble. Peut-être le problème vient-il du point de vue sur lequel se placent les observateurs pour définir ce qui lie le corps et l'esprit.

Le constat

Le corps humain est un fabuleux sujet d'étude depuis des millénaires. Dans l'Egypte antique, la médecine jouissait d'une grande renommée. Nous possédons encore aujourd'hui beaucoup de documents authentiques. Elle était reconnue dans tout le monde d'alors. Même des rois de nations voisines de l'Egypte, ont appelé à leur cour des médecins egyptiens. Leurs théories médicales se sont répandues et en ont influencé plus d'un dans sa pratique thérapeutique, qu'il soit grec ou romain.

Dans le même temps, à des milliers de kilomètres de là, en Chine, naissait de l'observation du vivant une médecine holistique qui défiera le temps et les époques pour nous parvenir. Cette pratique thérapeutique est plus qu'une médecine, elle est devenue un mode de pensée, une philosophie. Dans le livre *Votre cerveau n'a pas fini de vous étonner*, Thierry Janssen cite un professeur de qi-gong : « La pensée chinoise est peut-être plus à même de comprendre le fonctionnement cérébral que la pensée occidental, parce qu'elle est non linéaire, multidimensionnelle et ne fait pas forcément intervenir des liens de causalité immédiate ».

En Occident, les progrès de la médecine ont été influencés par la philosophie et la religion. En 1641, le philosophe français René Descartes pose le fondement du dualisme cartésien : le corps et l'esprit sont deux entités différentes n'ayant aucune action l'une sur l'autre. Il est arrivé à cette conclusion pour, au moins, deux raisons : 1) La matière dont est fait le corps peut être disséquée pour en comprendre le fonctionnement et les interactions, ce qu'étudie la biologie ; par contre, comment étudier une chose aussi impalpable que l'esprit ? Et 2) Le pouvoir de l'église catholique de l'époque a fortement influencé ses idées, jusqu'à les lui dicter même. La croyance en l'immortalité de l'âme humaine, qui veut qu'à la mort d'une personne quelque chose se sépare de son corps, en est un bon exemple. On sait aujourd'hui que René Descartes n'est pas resté fidèle à sa théorie jusqu'à sa mort. Malheureusement, le mal était fait. Et, près de quatre siècles après, sa théorie a toujours le soutien d'un certain nombre de personnes, dont des médecins.

Ce qui est intéressant avec le corps humain c'est son organisation hiérarchisée composée d'organes, de tissus et de cellules, où à chacun de ses niveaux il est possible d'étudier le corps. Par exemple, on peut étudier les fonctions d'un système donné (immunitaire, digestif, endocrinien, musculaire) et son interaction avec les autres systèmes, ou encore se contenter d'étudier le fonctionnement des organes. Mais ce qu'il ne faut pas oublier c'est que le corps est à la base constitué de milliards de cellules, elles-mêmes contrôlées par l'ADN. Donc, en résumé les comportements du corps, produit par les cellules, tirent leurs origines dans l'ADN.

Pourquoi s'intéresser à cette question ?

Plus qu'à n'importe quelle autre époque, l'équilibre psycho-émotionnel des êtres humains est soumis à rude épreuve. La pollution (atmosphérique, environnementale, lumineuse et sonore), le manque d'équilibre de notre alimentation et le stress engendré par la vie moderne (l'hyperstimulation sensorielle, la compétition à l'école et au travail, la peur du chaos économique), tout cela a des répercussions sur nos organismes.

En ce XXIe siècle, la médecine n'a jamais été aussi performante. Elle a d'ailleurs, allongé l'espérance de vie de plusieurs années. Et pourtant il n'y a jamais eu autant de personnes malades. Le stress est devenu la cause principale de consultation chez les médecins généralistes.

Avant l'avènement du culte de la toute puissante science moderne il y avait la sagesse issue de l'observation. Par exemple, Hippocrate, considéré comme le père de la médecine, pensait que l'alimentation devait être notre seule médecine, ou encore que si on était malade, il fallait d'abord chercher ce que l'on avait pu faire pour le devenir. Ces conseils judicieux permettent de prendre conscience que nos actes ont des répercussions sur notre bien-être physique et mental.

Les neurosciences en étudiant à la fois le cerveau de rats et d'être humains sains et souffrant de troubles psychologiques, prouvent la véracité de ces sages réflexions ancestrales.

II. LE CERVEAU

La plus grande découverte anatomique qu'a faite la science médicale est que, chez la plupart des gens, la tête est attachée au reste du corps ! – David Braverman

Un peu de neuroanatomie

Blotti au cœur du crâne, le cerveau est l'organe le plus mystérieux du corps humain. Il s'agit d'une masse de graisse et d'eau d'environ 1400 grammes en moyenne. Si fragile en apparence, il joue pourtant un rôle primordial pour la vie : sans lui le corps ne pourrait se mouvoir ; mais sans un corps à diriger il ne servirait à rien.

Le cerveau se compose de deux hémisphères - droit et gauche - connectés via le corps calleux, contenant les zones en charge de la gestion de base (le métabolisme, les réactions viscérales, les émotions, l'activité sexuelle, etc.) ainsi que du contrôle des systèmes endocrinien et immunitaire. Un manteau de 3mm d'épaisseur vient recouvrir celui-ci ; il s'agit du cortex cérébral, organisé en quatre lobes – frontal, occipital, temporal et pariétal. Il regroupe les fonctions les plus évoluées, notamment les capacités de penser, d'imaginer et de parler pour n'en citer que quelques-unes. A la base du cerveau (dans la nuque), on trouve le cervelet et le tronc cérébral, qui est en charge notamment des comportements.

L'élément de base du cerveau (la brique), c'est la cellule nerveuse, aussi appelée « neurone ». On en dénombre pas moins de cent milliards, chacun étant relié à des milliers d'autres. Un neurone envoie des informations aux autres neurones par son axone et il reçoit les informations provenant de ses semblables par les dendrites. Ces nombreuses connexions forment des systèmes et des systèmes de systèmes, bref un gigantesque réseau. Pour l'illustrer, imaginez que chaque neurone est une maison. Plusieurs maisons connectées entre elles via les réseaux d'électricité et d'eau vont former une rue. Plusieurs rues interconnectées créent un quartier de plusieurs centaines de maisons. Tous les quartiers sont rassemblés en une ville de milliers, voire de dizaines de milliers de logements. Les villes sont regroupées en cantons, les cantons en districts et enfin en départements et régions pour former au final un pays.
La communication entre deux maisons de la même rue, voire du même quartier, est relativement facile. A des niveaux supérieurs, régional ou national, les connections sont moins nombreuses, parce que plus difficiles à cause de la distance. La règle est la même au niveau cérébral : « Chaque neurone parle à relativement peu d'autres, pas à la plupart et jamais à tous » selon Antonio Damasio.
Celui-ci explique également que les systèmes ne sont pas placés n'importe où dans le cerveau, et que l'emplacement détermine la fonction. Mais les interactions avec

les autres systèmes influencent aussi grandement l'architecture du cerveau. Tout est à la bonne place pour un fonctionnement efficace et économe.

De même que des maisons sont bâties chaque jour, tandis que d'autres sont démolies pour faire évoluer l'urbanisme d'une ville, de même le cerveau se remodèle chaque jour. Nous sommes aujourd'hui bien loin du mythe selon lequel une fois mort un neurone ne peut être remplacé. Nous savons aujourd'hui, grâce aux neurosciences, que le cerveau dispose de sa propre « usine » à fabriquer de nouveaux neurones. Nous parlons aujourd'hui de « neuroplasticité » : le cerveau se modifie en permanence au gré des événements que l'on vit, des traumatismes, des émotions ressenties, des nouveaux apprentissages, et même au cours d'une psychothérapie. En fait, un cerveau n'a jamais fini d'apprendre, même à 80, 90 ou 100 ans, pour le peu qu'il soit bien entretenu ; il convient donc de le solliciter comme s'il s'agissait d'un muscle. Un cerveau non utilisé va perdre de sa vigueur, il va se « ratatiner ».

Son rôle

Le cerveau est l'organe principal du système nerveux comportant la moelle épinière et les nerfs. Ce système est responsable de la coordination des actions avec l'environnement et de la communication rapide entre les différentes parties du corps. On pourrait penser qu'il est le patron dans le corps. C'est à la fois vrai et faux. Vrai parce qu'il prend la plupart des décisions, et faux parce qu'il n'est pas le seul à décider. Les milliards de cellules composant le corps (le cerveau y compris) sont des êtres vivants à part entière, « pensant », « réfléchissant » et « ressentant ». Le corps humain n'est pas qu'une simple machine ayant des interactions mécaniques, il est beaucoup plus complexe que cela. Nous devrions plutôt le comparer à un microbiote, c'est-à-dire un ensemble de micro-organismes vivant dans un environnement spécifique. Le monde fonctionne comme un microbiote : il est composé d'organisme (les humains) vivant dans un environnement spécifique (la planète terre). Quand tout se passe bien à l'intérieur du corps c'est que les cellules sont en paix entre-elles. Au contraire, l'anarchie cellulaire provoque les déséquilibres physiques et psychiques.

Ainsi, le cerveau - et par extension le système nerveux - n'a pas la prédominance dans le corps, mais il a une fonction très précise, la coordination. Son rôle est toutefois central dans le sens où il reçoit, traite et transmet les données que tous les autres systèmes utiliseront.

D'où viennent les croyances ?

A la naissance, nous sommes dotés de certaines structures de connexion qui se mettent en place sous l'effet des gènes. Même si ces structures, et celles qui seront créées plus tard, sont parfois hautement spécialisées, plusieurs zones du cerveau interviennent pour le traitement d'une information ou stimulus. On sait aujourd'hui que par la suite les stimulations sensorielles en provenance de l'environnement vont provoquer la neurogenèse, alors qu'il n'y a pas si longtemps, on disait que le cerveau dans sa boîte noire, ne pouvait absolument pas être modifié par le monde extérieur. Les premiers mois de vie d'un enfant donnent lieu à un bouillonnement de matière grise. A chaque stimulation sensorielle, les neurones « lancent » leurs dendrites à la rencontre d'autres neurones. L'architecture du cerveau se met en place en créant des voies neuronales comparables à des autoroutes de l'information. L'intensité de ce travail ne se reproduira plus jamais pendant le reste de la vie de cet enfant.

Si les stimulations sensorielles sont positives et bénéfiques pour l'enfant, même et surtout en bas-âge, le manque de stimulation est très néfaste. Pour preuves, les orphelins découverts en Roumanie après la chute du mur de Berlin. Le régime totalitaire et ses despotes qui ont régné sur le pays de 1945 à 1989 voulaient en faire un pays jeune, aussi ont-ils obligé les femmes à la procréation d'au moins cinq enfants. Le tyran Nicolae Ceausescu, aveuglé par le dogme Darwinien de la survivance du plus fort, permet par décret aux parents d'abandonner leurs enfants à l'état roumain. Dès lors, des orphelinats sont créés dans tout le pays afin d'y recevoir une multitude d'enfants. C'est en 1990 que le monde découvre les conditions de vie de ceux qu'on appellera les « enfants de Ceausescu ». On les nourrit peu, les attache, leur ôte leur identité pour faire d'eux des bêtes sauvages. Ils vivent dans des endroits insalubres, sans eau ni chauffage qui ressemblent à des mouroirs. Les orphelins, qui n'en sont pas réellement puisque leurs parents les ont abandonnés, vont être privés de soins, d'attention et de tendresse jusqu'à l'âge de trois ans. Seuls les plus forts vont survivre à ce traitement inhumain destiné à en faire l'élite du régime totalitaire d'un fou.

Dans le livre *Votre cerveau n'a pas fini de vous étonner*, le neuropsychiatre Boris Cyrulnik - qui a rencontré et étudié ces enfants - nous explique qu'ils souffraient tous d'atrophies neuronales sévères comme s'ils avaient subi une lobotomie – c'est-à-dire une ablation chirurgicale ou accidentelle de parties du cerveau. Il a eu à soigner des enfants pseudo-autistes, comme il le confie à Patrice Van Eersel, l'auteur de l'ouvrage. A cette époque, beaucoup de ses confrères pensaient que les enfants devaient déjà souffrir d'une malformation cérébrale avant l'abandon. Or il n'en est rien. Les atrophies neuronales sont apparues parce qu'ils ont été en carence affective. Déjà à la fin des années 60, le psychiatre John Bowlby met en évidence le rôle majeur de l'attachement pour le bon développement d'un enfant. Ces travaux seront repris et étayés pour créer la théorie de l'attachement, bien connu aujourd'hui en psychologie. Selon Bowlby, pour connaître un développement social et émotionnel normal, un enfant a besoin de développer une relation d'attachement avec au moins une personne qui prend soin de lui de façon cohérente et continue,. C'est sur cette base sécuritaire que le bébé, en grandissant, va explorer le monde sans crainte, car il sait que, si un danger se présente, « sa figure d'attachement », c'est à dire la personne qui prend soin de lui, viendra à son secours.

Toutefois les séquelles de mauvais traitements durant l'enfance, même extrêmes comme dans le cas des petits Roumains, ne sont pas irrémédiables, bien au contraire. Les études par imagerie médicale sur les orphelins privés de soins et d'attention (soit de stimulation sensorielles) ont mis en évidence les séquelles mais aussi la fantastique reconstruction des cerveaux une fois immergés dans un environnement plein d'amour. Boris Cyrulnik nous dit toujours dans le même ouvrage : « Après une année passée dans une famille d'accueil, sous l'effet d'une vie normale, où on leur parlait, les touchait, leur témoignait de l'affection, les orphelins voyaient leur cerveau se modifier ! », comme si leur cerveau s'était regonflé et avait fait disparaitre l'atrophie neuronale. Cette fabuleuse prouesse du cerveau est connue aujourd'hui sous le nom de résilience neuronale, c'est à dire la capacité de se dépasser pour supprimer les séquelles de traumatismes, sans toutefois les supprimer de la mémoire.

Notre cerveau est social. Un cerveau seul ne pourrait survivre, il a besoin d'au moins d'un autre avec qui échanger. Les trois instincts humains de base que sont survivre, étendre son territoire et se reproduire ne peuvent s'opérer seuls. L'instinct de groupe est fort chez les humains et nous pousse à rechercher le bonheur des autres pour notre propre bonheur. Bien avant l'avènement des neurosciences et de l'imagerie médicale, les plus anciennes sagesses, comme celle contenue dans la Bible, disaient par exemple, « Fais aux autres ce que tu voudrais qu'ils te fassent ». Des neurones très spécialisés sont à la base de l'empathie, cette aptitude à se décentrer de soi-même pour se représenter, voir et ressentir l'autre. Ils jouent également un rôle dans l'apprentissage et la préparation à l'action (nous reparlerons de ces neurones spéciaux et de leurs utilités aux chapitres III, IV et V).

C'est grâce à des neurones très spéciaux, dont nous parlerons plus en détail dans le chapitre suivant, que nous avons tous appris à devenir les êtres que nous sommes, sous l'influence de nos parents ou de ceux qui nous élevaient. Vous souriez à un nourrisson, que fait-il ? Il va vous renvoyer le même sourire. Il est en train d'apprendre par mimétisme. C'est par ce mécanisme et parce que le cerveau est en pleine ébullition neuronale que les enfants sont capables d'apprendre à une vitesse incroyable. Par exemple, en dix mois environ, l'enfant apprend sa langue maternelle, sans livres ni école ! Il peut, de plus, apprendre d'autres langues aussi bien et jongler de l'une à l'autre facilement. Cette prouesse serait très difficile, voire impossible à reproduire plus tard (tout ceux qui ont voulu apprendre une langue étrangère savent de quoi je parle).

Bien sûr cela ne veut pas dire que le cerveau ne peut pas apprendre une autre langue, bien au contraire. Mais l'apprentissage c'est aussi l'éducation. Les enfants vont apprendre comment se comporter, quoi et comment penser, bref à devenir des adultes, simplement en copiant leurs parents, c'est ce que l'on appelle le mimétisme. Retenez bien cette idée : vous êtes ce que vos parents ont fait de vous ! Dans le chapitre suivant, dans lequel nous parlerons du pouvoir de l'esprit, nous verrons que le cerveau peut apprendre toute sa vie, une autre langue par exemple et donc que les séquelles d'une enfance malheureuse ne sont pas indélébiles mais qu'il est possible d'utiliser la plasticité du cerveau pour guérir des traumatismes.

Comment le cerveau produit-il l'esprit ?

On peut expliquer la différence entre le cerveau et l'esprit par une simple métaphore. Le cerveau, l'organe, c'est comme la carte mère d'un ordinateur, composé de multitudes de petits éléments qui permettront de faire des calculs. Et l'esprit est l'équivalent du système d'exploitation du même ordinateur qui exploite les possibilités offertes par la machine.

Voyons avec le chapitre suivant comment fonctionne ce « logiciel ».

III. L'ESPRIT

L'esprit a pendant longtemps été considéré comme une substance dissociable du corps, une sorte de vapeur qui quitterait le corps dès le dernier souffle rendu. Cette théorie a pour socle le dogme de l'immortalité de l'âme, largement répandu dans tant de cultures.

Qu'est-il ?

Du point de vue matérialiste, on pense que l'esprit prend naissance dans le cerveau. En fait lorsque l'on parle de l'esprit, on devrait comprendre qu'il s'agit du travail produit par le cerveau : la création de pensées, de souvenirs, d'images mentales, la conscience de soi, etc. Ces processus ne sont possibles que parce que les neurones sont connectés entre eux pour former des systèmes et qu'ils s'échangent en permanence des informations. Ce sont ces échanges, les impulsions électriques, que captent les appareils de type EEG ou IRM. La neuropsychologie étudie les liens entre le cerveau et l'esprit (les processus mentaux) et tente de trouver l'origine des maladies dans les perturbations électrochimiques au sein du cerveau.

Si l'esprit nait dans le cerveau grâce à l'électricité, les hormones donnent un sens à ce travail. Le neurone envoie une impulsion électrique via son axone à d'autres neurones avec lesquels il est en contact au niveau de la synapse. A cet endroit, des neurotransmetteurs (des hormones) vont être sécrétés pour agir comme une clé dans une serrure. Ce sont eux qui donnent un sens au message envoyé. Et comme, nous le savons déjà, c'est le cerveau qui contrôle tout le corps, chacune des opérations effectuées par le corps - qu'elles soient motrices ou psychiques - est à la fois électrique et chimique. Le neurobiologiste Eric Braverman a démontré que les carences ou les excès de certains neurotransmetteurs provoquent des troubles mineurs, comme une diminution de l'attention ou de légères pertes de mémoire, et que s'ils n'étaient pas soignés, ils provoqueraient l'aggravation des symptômes, menant à des pathologies parfois très graves comme l'Alzheimer.

Son fonctionnement

Le cerveau reçoit en permanence des milliards de stimuli en provenance de l'environnement extérieur, via nos cinq sens, mais aussi de l'intérieur du corps ; ce sont les entrées sensorielles. Le cerveau doit traiter ces informations pour obtenir une sortie motrice ou psychique. Le traitement des entrés sensorielles - qu'on appelle le psychisme - voilà ce qu'est l'esprit.

La plupart des opérations effectuées par le cerveau, amenant à une prise de décision, échappent à notre contrôle ou notre pensée. Elles sont inconscientes. C'est en fait parce que l'esprit est double : il comprend le conscient et le subconscient que nous appellerons le « non-conscient » pour éviter toute confusion avec le subconscient freudien.

Pour le professeur Bernard Mazoyer le cerveau fonctionne à 100% de ses capacités – contrairement à ce que l'on a toujours cru – nuit et jour, en état de veille ou endormi. Mais seulement 1% des opérations cérébrales serait accessible à la conscience, les 99% restants sont non-conscients et ne servent qu'à confirmer et renforcer tous nos réseaux neuronaux.

Pour le neurobiologiste Bruce Lipton le rapport conscient/non-conscient serait de 5/95. Dans le film *La nouvelle biologie cellulaire* réalisé par Jean-Yves Bilien, il explique que 95% de nos pensées sont non-conscientes et qu'il s'agit de la relecture de programmes ou comportements appris de nos parents. Nous ne passons donc que 5% du temps à créer notre vie, le reste se faisant en mode automatique. D'ailleurs, dans son livre *La biologie des croyances*, il développe son propos : les enfants font leurs toutes les croyances de leurs parents. Tous les messages critiques des parents créent chez leur progéniture de nouvelles voies neuronales, non-conscientes pour la plupart, qui provoquent tous les comportements autodestructeurs que nous connaissons bien. C'est pourquoi Bruce Lipton parle d'une biologie des croyances. Ce que l'on considère comme vrai et sûr, ce que l'on qualifie de croyances, modèle toute notre biologie.

L'ensemble du corps humain est donc diriger par deux modes de fonctionnement : conscient, appelé aussi manuel ou cognitif et non-conscient ou désigné par les termes automatique et analogique. Les deux sont indispensables pour la survie et le bien-être, parce que l'un (le non-conscient) donne l'énergie et la direction, tandis que l'autre (le conscient) organise l'exécution le plus intelligemment possible. Une bonne collaboration entre les deux favorise une bonne santé physique et mentale.

Le mode manuel (cognitif), c'est ce qui fait de nous ce que nous sommes, notre personnalité, qui est orienté vers l'extérieur. C'est la pensée, la raison, le jugement, le ressenti, la faculté de réfléchir avant de faire un choix, mais aussi la possibilité d'imaginer, de penser de façon abstraite. Apprécier un joli coucher de soleil, les rires d'un enfant, la saveur d'un aliment ou encore la compagnie agréable d'un ami est possible grâce à lui. Il dicte nos comportements moraux et inhibe les pulsions et les instincts en contrôlant les émotions dés leur apparition. En fait, il s'agit de toutes les fonctions supérieures que possède l'homme comparé aux animaux. La philosophie le nomme « la raison », contrairement à « la passion » qui représente le non-conscient.

Le mode analogique, ou automatique, est introverti. Seul compte pour lui la survie du corps dont il a la gestion. On le compare souvent à un ordinateur, même s'il en est très éloigné de par son fonctionnement, parce qu'il effectue des millions d'opérations à la seconde. Certains le nomment « le cerveau émotionnel » parce qu'en transmettant des ordres au corps par les voies neurochimiques il provoque les changements corporels que nous ressentons consciemment et appelons émotions (dans le chapitre suivant, nous verrons plus en détail le rôle des émotions). L'équilibre interne du corps, qu'on appelle homéostasie, est sous le contrôle de celui-ci. Cet équilibre n'est pas statique comme on le croyait avant, mais il est plutôt doté d'une incroyable flexibilité. On pourrait le comparer à un funambule sur son fil : il ne peut pas rester immobile, il doit avancer. Soumis aux influences de l'environnement, telles que le vent, il faut qu'il s'adapte pour atteindre son but. C'est en utilisant un « balancier » qu'il peut réussir cet exploit. Sans cet outil, il manquerait de flexibilité et le moindre coup de vent le ferait chuter dans le vide.

Nous pourrions comparer le corps humain à une entreprise employant des millions de personnes, dirigée par deux associés. Le premier est tourné vers l'extérieur. Il s'occupe du développement de l'entreprise, de la création, de la communication, etc. L'autre, plutôt introverti, gère le personnel, la production, la maintenance, les services administratifs, etc. Ces deux hommes ont certes des qualités et des compétences différentes mais ils sont très complémentaires. Le premier homme est issu d'une grande école de commerce, il a beaucoup de charisme, et il est très cultivé, alors que son associé est plutôt un homme de terrain ayant fait son apprentissage dès l'âge de 15 ans, qui n'a pas de grands diplômes, ni de facilité à s'exprimer. Monsieur développement n'est pas fait pour diriger la production et l'autre, Monsieur gestion, ne saurait ni concevoir les produits ni donner une stratégie à l'entreprise. S'ils s'entendent et collaborent efficacement, chacun s'occupant de ses propres tâches sans chercher à diriger ou contrôler celles de son associé, l'entreprise a de beaux jours devant elle. Mais si la communication et la confiance entre eux disparaissent, ils vont créer des tiraillements jusqu'à ce que l'un des deux cède, souvent le plus faible.

Nous savons, maintenant que dans le corps le plus faible des associés est le conscient, parce que le non-conscient est des milliers de fois plus puissant au niveau neuronal. Toutes souffrances physiques ou morales provient d'un manque de collaboration entre les deux cerveaux.

La production de pensées

Si l'on était capable de se miniaturiser à une taille si petite qu'elle nous permettrait de visiter l'intérieur de notre cerveau, nous arriverions, certainement, dans un endroit qui ressemblerait à la salle de contrôle d'une centrale électrique. En entrant dans cet endroit ce qui saute aux yeux c'est le nombre d'écrans reproduisant dans leur intégralité les fonctions du corps humain. Trois hommes afférés devant tous ces écrans ne se rendent même pas compte de notre présence. Sur le grand mur leur faisant face, se déploie un immense écran vidéo sur lequel apparaît une représentation du corps humain et de tous ses organes et viscères. On peut voir en temps réel la circulation sanguine et les cycles respiratoires. Devant eux, d'autres écrans plus petits regroupent les données par systèmes. Pour le système circulatoire par exemple les capteurs transmettent tout un tas d'informations : rythme cardiaque, pression sanguine, taux de CO^2, etc. Les hommes au contrôle appuient sur différents boutons pour ajuster en permanence la production d'énergie, l'évacuation des déchets, la restauration et l'entretien des systèmes.

Voilà une vue simpliste de la façon dont le cerveau s'y prend pour assumer sa fonction de coordination. Ce que ne dit pas cet exemple c'est que la communication entre la salle de contrôle et toute « l'usine » est en flux tendu, fait d'allers et retours permanents. C'est à cette seule condition que le cerveau peut assurer le fonctionnement à la fois optimal et écologique du corps humain. Dans notre exemple les problèmes surgissent de deux manières différentes : premièrement quand les capteurs sont endommagés et donc transmettent des informations erronées, ce qui aura pour conséquence la prise de mauvaises décisions. Et deuxièmement, lorsque les hommes assurant le contrôle sont eux-mêmes la source d'erreur d'interprétation ou de manque de réactivité dans la transmission d'informations essentielles.

Dans notre cerveau la première source des perturbations est neurologique : elle existe lorsque des zones ont été endommagées. Quant à la seconde, qui touche au traitement de l'information est dite psychologique.

Quatre-vingt-dix-neuf pour cent des neurones servent au traitement psychique des entrées sensorielles et un pour cent seulement a le rôle de modulateur, c'est-à-dire la fonction de donner un sens à l'information et de choisir la ou les structures qui la traiteront, soit le mode de traitement : analogique ou cognitif. Les trois modulateurs sont la noradrénaline, la sérotonine et la dopamine. Le neurobiologiste Jean-Pol Tassin dit que lorsqu'ils sont défaillants, la personne ne peut plus compter sur son cerveau cognitif lent, qui comprend mémoire et intelligence. Elle fonctionne alors en mode automatique comme lors du sommeil.

La communication à l'intérieur du corps est à la fois électrique (l'impulsion qu'envoie la cellule jusqu'à la synapse) et chimique (l'action des neurotransmetteurs qui donnent un sens à l'influx). A l'époque où l'on utilisait encore le télégraphe, n'importe qui ne pouvait pas décrypter le message reçu, seul l'opérateur le pouvait. Les neurotransmetteurs sont l'équivalent de l'opérateur télégraphe en plus sophistiqué.

Le neurobiologiste Américain Eric Braverman s'est intéressé aux rôles des neurotransmetteurs pendant plus de deux décennies. De ses recherches est né <u>*Un cerveau à 100%*</u> publié en 2004. Pour lui, en rééquilibrant la chimie du cerveau on parvient à soigner de nombreuses pathologies, et même à développer de nouvelles aptitudes (nous en reparlerons dans le chapitre VI).

La fonction « comme si »

C'est en 1996, à Parme que l'équipe du Professeur Rizzolatti fait une découverte incroyable : celle des neurones miroirs. C'est bien sûr par hasard, comme c'est le cas pour la plupart des découvertes, qu'ils trouvent ces fameux neurones. Ils sont en train de faire des expériences avec des singes qui portent des casques à résonance magnétique. Alors que le professeur fait une pause pour manger, le singe, portant toujours son casque regarde le sandwich, et lorsque Rizzolatti tend la main pour le saisir, il entend les crépitements du cerveau du macaque résonner dans l'amplificateur. Il réitère plusieurs fois le même geste pour s'assurer de ce qu'il a entendu et à chaque fois le même phénomène se reproduit. C'est comme si le geste de l'homme faisait fonctionner le cerveau du singe. Après d'autres examens, l'IRM va révéler que la zone qui s'allume dans le cerveau du singe - celle qui fait crépiter l'amplificateur - correspond au geste de lever la main droite. Le singe est pourtant immobile, mais en voyant un humain tendre la main vers de la nourriture, il envoie une impulsion électrique à son cerveau, comme si lui-même tendait la main pour se nourrir. Si l'homme avait tendu la main pour attraper un stylo ou une calculatrice par exemple rien ne se serait passé, parce que pour le singe ces deux objets n'ont aucune importance pour lui. De même, si un automate avait saisit le sandwich à la place d'une main humaine, le cerveau du macaque n'aurait pas réagi parce qu'il sait qu'une machine ne mange pas.

Chez ce singe cette fonction a pour principal but de préparer son cerveau à l'action, c'est-à-dire tendre la main pour attraper la nourriture. Chez les humains le système est autrement plus complexe, et à la base de l'imitation. Par exemple, si vous regardez une personne faire un certain mouvement, les neurones de votre propre cerveau qui commandent ce mouvement s'activent comme si vous faisiez le même mouvement. La fonction « comme si » a pour but l'efficacité en préparant les voies neuronales concernées à passer à l'action.

Mais le système va encore plus loin. Le simple fait d'imaginer accomplir une tâche provoque l'activation des neurones. On sait que la répétition est la clé de voûte de n'importe quel apprentissage. Apprendre à jouer d'un instrument de musique, implique de pratiquer quotidiennement des exercices de renforcement musculaire, comme faire des gammes. Ce qui permet de gagner jusqu'à 50% en vitesse d'exécution en une semaine, à raison de plusieurs heures d'entrainement journalier. On peut dire alors que les voies neuronales soutenant la pratique de l'instrument se sont renforcées. Mais imaginer le faire, ou regarder quelqu'un le faire produit le même effet : 20 à 30% d'amélioration de la vitesse d'exécution. Un musicien peut améliorer sa dextérité par la pratique mais aussi en imaginant jouer. Dans le chapitre V nous verrons les applications que nous pouvons en faire dans le rééquilibrage psycho-émotionnel.

Comment l'esprit influence les émotions ?

L'esprit, enfermé dans sa boîte noire dépend totalement des messages lui provenant du corps pour pouvoir ajuster ses prises de décisions. Dans le chapitre suivant, nous verrons comment les émotions interviennent dans la communication corps-esprit.

IV. LES EMOTIONS

Le champ des émotions est un très vaste sujet d'étude et de nombreuses théories existent à leur propos. Un point sur lequel tous sont d'accord c'est qu'elles colorent notre monde, qu'elles soient positives ou négatives. Regarder un coucher de soleil ou des enfants jouant ensemble, écouter ou jouer de la musique, prendre un repas avec ses amis, lire un bon livre ou assister à un spectacle, tout dans notre vie est émotionnel. Sans les émotions la vie n'aurait aucun goût, elle serait aussi fade qu'un merveilleux repas non assaisonné.

En philosophie on les nomme passions. Souvent elles contrôlent les comportements bien loin du raisonnable. Ainsi par passion des guerres ont été déclenchées, faire la guerre n'a rien de raisonnable ni de logique. En quoi la mort de milliers de fantassins va-t-elle régler le « problème d'ego » des dirigeants des nations ennemies ?

Une définition

Chercher à donner une définition des émotions n'est pas aisé tant le processus est complexe. Au moins, des hommes ont réussi à leur donner un nom. Le mot "émotion" vient du verbe français "émouvoir", issu du latin emovere, lui-même constitué de la préposition é(x) qui signifie hors de et du verbe movere qui a pour sens mouvoir. Donc, par définition l'émotion est ce qui permet de se mouvoir vers l'extérieur. Autrement dit, grâce aux émotions l'esprit pousse le corps à se mouvoir, à bouger, à agir en somme. De façon simpliste, on pourrait définir les émotions comme l'énergie dont le corps a besoin pour agir.

Nous venons au monde avec les structures neuronales nécessaires aux processus émotionnels. Personne n'a besoin d'apprendre la peur, la joie, le dégoût ni encore la colère. Ces émotions sont innées et naturelles. Les programmes automatiques complexes à leur origine déclenchent des modifications corporelles de façon non-consciente avec, pour objectif, l'action, le mouvement. Dans un second temps vient le sentiment de l'émotion, c'est-à-dire la prise de conscience que quelque chose se produit dans le corps. Il y a toujours un stimulus à l'origine du déclenchement du processus émotionnel.

Il existe trois formes d'émotions gérées par des zones différentes dans le cerveau. La première forme est celle à laquelle on les réduit bien souvent : il s'agit des six émotions de base - encore appelées naturelles, universelles ou primaires : la joie, la tristesse, la peur, la colère, la surprise et le dégoût. Tous les humains, quels que soient leurs origines, cultures, langues ou niveaux sociaux présentent les mêmes modifications corporelles lorsqu'ils les connaissent, ce qui prouve qu'elles sont universelles, et surtout qu'elles sont innées et automatiques.

La seconde forme est dite « sociale ». La compassion, l'embarras, la honte, la culpabilité, le mépris, la jalousie, l'envie, l'orgueil et l'admiration rentrent dans cette catégorie. Ces émotions sont déclenchées par les interactions avec nos semblables.

La troisième forme est plus particulière. On les appelle les émotions d'arrière-plan parce qu'elles ne sont pas visibles au premier abord chez une personne. L'enthousiasme ou l'énervement en sont des exemples. Quand on demande à quelqu'un comment il va, il se réfère à son état d'être de l'instant et dira : « aujourd'hui, je me sens dans une forme olympique » ou bien « j'ai le moral dans les chaussettes ». Le déclenchement de telles émotions est non-conscient la plupart du temps, et se trouve induit par les événements que nous vivons et/ou par nos états internes, comme la fatigue ou la douleur.

Ces trois formes d'émotions se classent en deux grandes familles : les archaïques et les sentimentales. Dans la première, nous retrouvons, bien sûr, les émotions universelles, celles qui sont innées et automatiques. De par leur nature spontanée elles sont difficilement contrôlables, parce que nos décisions et notre volonté n'agissent sur elles que pour partie. A travers elles, nous voyons les programmes (ou croyances) non-conscientes présents en nous. Elles sont en rapport avec nos besoins et nous indiquent à quel point ils sont satisfaits. Par exemple, lors d'une promenade en forêt la simple vue d'une forme longue et noire au sol provoque la peur parce que le besoin de sécurité est en jeu. Nous voyons bien dans cet exemple que le processus est complètement automatique. Il ne s'arrêtera que lorsque la raison aura repris le dessus, après qu'elle aura constaté qu'il ne s'agit que d'un bout de bois.

La seconde famille rassemble les émotions sociales et d'arrière-plan. Elles sont différentes des premières dans le sens où elles sont la production de nos pensées et qu'elles font intervenir des structures neuronales différentes. Il semblerait qu'elles représentent 98% des émotions ressenties.

Leurs rôles

Le premier rôle des émotions est lié à la sécurité. La peur, par exemple, nous protège des dangers, comme nous l'avons vu avec l'exemple de la promenade en forêt. Le stimulus (la vue de la forme longue et noire) a provoqué, en quelques millisecondes, les transformations corporelles nécessaires pour soit combattre, soit fuir le danger. La décharge d'adrénaline va accélérer le cœur et la respiration pour fournir plus d'énergie.

La survie et le bien-être étant le but vers lequel tend l'organisme, dès qu'un obstacle se présente, la réaction doit être rapide. Un besoin, un désir, une attente ou un caprice qui n'est pas comblé, quelle qu'en soit la raison, provoque une insatisfaction. Ainsi la colère est l'émotion qui nous permet de nous défendre contre ce qui provoque un déséquilibre interne. Chez les enfants, lorsqu'un adulte les empêche d'assouvir leur désir - que l'on nomme caprice - la réaction sera une grosse colère toute rouge accompagnée de cris et de larmes. Par cette réaction, l'enfant (ou plutôt son non-conscient qui déclenche cette émotion innée et automatique) dit : « Tu es un obstacle à la satisfaction de mon désir et cela provoque en moi une grande insatisfaction qu'il me faut combattre ». Mais les enfants ne sont pas les seuls à réagir ainsi ; les adolescents et les adultes font de même : vous y repenserez la prochaine que vous vous mettrez en colère après un conducteur qui ne roule pas assez vite !

En outre émotions et mémorisation sont étroitement liées. Comme nous l'avons vu, le non-conscient enregistre tout. Cette masse de données nécessite un traitement efficace pour être utile à la survie. Les émotions jouent ici le rôle de jugement. Tel souvenir est qualifié d'agréable, tel autre de désagréable. Quand donc vous revivrez un événement similaire au premier, la même émotion va vous envahir. Par exemple, chaque visite chez le dentiste provoque des émotions désagréables en rapport avec le premier souvenir de caries, de roulettes, d'anesthésie, etc.

Grace à ce criblage nous pouvons nous motiver, c'est-à-dire chercher à ne reproduire ou à ne revivre que des sensations agréables. Et en même temps, elles nous protègent des dangers en déterminant les situations à risque. Toutes vos expériences passées, depuis votre conception jusqu'à maintenant, reçoivent ce criblage. Ce processus est dans la plupart des cas inconscient.

Autre rôle des émotions : elles nous aideraient à prendre des décisions. Les personnes lobotomisées chirurgicalement ou par accident, qui ont perdu une partie de leurs lobes frontaux (précisons qu'il s'agit du siège de la raison) sont dans l'incapacité de prendre des décisions, même les plus simples, comme choisir le meilleur jour pour un rendez-vous. C'est ce qui est arrivé à un Américain du nom de Phineas Gage. Le professeur Antonio Damasio nous raconte son histoire dans son livre *L'erreur de Descartes*. Suite à un accident du travail qui a endommagé gravement ses lobes frontaux, cet homme bienveillant et travailleur a considérablement changé. Après s'être remis de ses blessures il a mené une vie de débauche, jusqu'à mourir dans le dénuement le plus complet. Incapable d'analyser ses émotions grâce à sa raison, il fit des choix douteux pour sa vie et son bien être.

D'autres cas sont cités dans ce livre, dont celui d'un homme affecté lui aussi par des lésions aux lobes frontaux, mais qui avait malgré tout gardé ses fonctions intellectuelles intactes. Son QI n'avait absolument pas changé. Par contre, il avait perdu sa capacité à flairer le danger. Il investit tout son argent dans des projets plus que douteux et finit par tout perdre. Dans l'incapacité à ressentir et analyser ses émotions - les marqueurs somatiques comme les appelle Damasio - cet homme ne pouvait pas utiliser sa mémoire implicite liée aux souvenirs agréables/désagréables.

Ainsi quand vous avez un choix à faire, si vous tenez compte de ces marqueurs somatiques que constitue la libération de vos mémoires émotionnelles liées à l'instant présent, vous obtenez davantage d'éléments pour prendre la bonne décision. Le cœur qui s'emballe, les intestins qui se tordent, une pression au plexus solaire sont des éléments à prendre en compte.

Un des rôle des émotions est communicationnel. Vous reconnaissez très vite une personne en colère ou une personne triste. Le langage corporel et les expressions faciales provoquées par les émotions servent à communiquer. Cela crée des interactions entre les individus : quelqu'un de joyeux va vous mettre dans le même état, la tristesse d'une personne peut vous toucher et vous pousser à agir pour elle, et la colère d'une autre vous avertit d'un potentiel danger.

Il est impossible de mentir. Ou plus précisément le corps ne peut mentir. Vous avez peut-être déjà vu la série américaine *Lie to me* dans lequel le Docteur Cal Lightman (joué par Tim Roth), un expert en détection de mensonge, nous apprend les ficelles de son métier. En fait, les réalisateurs de cette série ont fait appel à Paul Eckman, un psychologue spécialisé dans l'expression faciale des émotions. Dans son livre *Je sais que vous mentez* il explique comment il a étudié les expressions faciales et compris que certaines émotions étaient universelles à l'homme.

Il est impossible de ne pas communiquer. Même sans parler on communique. La posture, l'habillement, la coiffure, les gestes et les expressions du visage en disent long sur une personne. Encore faut-il connaître ce langage. Si vous voyez un homme en costume cravate, la chevelure bien entretenue et la barbe rasée de près, qu'allez vous pensez de cette personne ? Sans doute qu'il s'agit d'un homme aux revenus conséquents, qui s'épanouit dans son travail et qui doit prendre soin de lui, quelqu'un à qui on peut faire confiance en somme. A l'opposé, un jeune vivant dans une cité et adoptant les codes vestimentaires de son environnement n'inspirera que très peu confiance à la majorité des gens. Et tout cela est dicté par les émotions.

A force de voir et d'entendre dire que les jeunes des banlieues sont des casseurs dangereux, notre mémoire émotionnelle (non-consciente) l'a enregistré. Les sensations d'inconfort en leur présence ne sont que la réaction à un danger potentiel perçu de façon non-consciente.

Pour résumer, les émotions sont utiles pour nous protéger d'un danger, prendre des décisions et communiquer, mais elles doivent être temporisées par la raison. Tous les jeunes des banlieues ne sont pas dangereux comme tous les hommes en costume ne sont pas dignes de confiance.

Comment sont-elles produites ?

Antonio Damasio, l'un des neuroscientifiques qui a fait le plus progresser notre connaissance des processus émotionnels, répond à cette question dans son livre L'autre moi-même à la page 139, dont je vous retransmets l'intégralité du texte pour ne pas en perdre le sens:

> *« Comment les émotions sont-elles déclenchées ? Assez simplement par des images d'objets ou d'événements qui apparaissent sur le moment ou qui, étant arrivés dans le passé, sont désormais remémorés. La situation dans laquelle on se retrouve fait une différence pour l'appareil émotionnel. On peut vivre réellement une scène et répondre à un concert de musique ou être en présence d'un ami ; on peut aussi être seul et se souvenir d'une conversation agaçante qui a eu lieu la veille. Qu'elles soient live, reconstruites à partir de la mémoire ou bien créées en imagination, les images déclenchent une chaîne d'événements. Les signaux venant des images traitées sont dispensées à plusieurs régions du cerveau. Certaines sont impliquées dans le langage, d'autres dans le mouvement, d'autres enfin dans les manipulations qui constituent le raisonnement. L'activité de ces régions donne lieu à diverses réponses : des mots grâce auxquels qualifier un certain objet ; l'évocation rapide d'autres images qui permettent de conclure quelque chose à propos d'un objet, et ainsi de suite. Point important : les signaux issus des images qui représentent un certain objet gagnent aussi des régions aptes à déclencher des types spécifiques de réactions émotionnelles en chaîne* [la peur ou la compassion par exemple]. *(...) Cependant, certaines configurations de signaux activent plutôt un site en particulier (...) comme si certains stimuli avaient la bonne clé pour ouvrir une certaine serrure. »*

Un processus émotionnel implique des modifications corporelles et ensuite la perception de ce qui se passe dans le corps et l'esprit quand nous éprouvons des émotions.

Des expériences ont montré que des individus soumis à des stimuli visuels plaisants ou déplaisants vont faire part de leurs sentiments environ 500 millisecondes (soit une demi seconde) après le traitement des stimuli par le cerveau, bien que ceux-ci peuvent durer quelques secondes voire même quelques minutes. Voici ce qui s'est produit : l'esprit non-conscient traite l'information et déclenche le processus émotionnel - agréable ou désagréable selon les cas, ce qui provoque des changements dans tout le corps. Les zones du cerveau chargées de tenir à jour la cartographie du corps reçoivent en flux tendu les changements qui viennent de se produire. Puisque le sujet est conscient qu'un objet, en l'occurrence une image, a provoqué des changements dans son corps via une émotion, il en ressent maintenant les effets, soit un calme intérieur accompagné de pensées similaires, soit un état chaotique qui provoque le déclenchement d'idées négatives.

Le plus extraordinaire, c'est qu'il est possible d'engendrer des sentiments sans que le processus émotionnel n'ait lieu. Il s'agit d'une simulation opérée par les structures en charge des processus émotionnel, associée aux zones établissant la cartographie de l'état du corps. Tout y est, sauf les changements dans le corps qui demandent beaucoup de temps et d'énergie. Un inconvénient toutefois à cette simulation, c'est son manque d'authenticité dû au fait que le corps ne participe pas. C'est un peu comme les entrainements d'évacuation pratiqué dans les écoles et les entreprises. Bien qu'ils soient fort utiles, ils manquent de réalisme dans la mesure où tout le monde sait qu'il s'agit d'un exercice et donc n'y met pas tout son cœur. Le but de tels exercices est d'apprendre les gestes qui sauvent par la répétition parce que lors d'une vraie évacuation d'autres paramètres entrent en jeu, tels que le stress qui fait perdre la faculté de raisonner logiquement. Autre inconvénient, les sentiments engendrés peuvent aussi bien être agréables que désagréables. Nous avons déjà tous fait l'expérience de ce processus créant des sentiments négatifs, comme par exemple l'anxiété. Contrairement à son homologue corporelle l'angoisse, l'anxiété ne siège que dans la tête. Simplement en imaginant le probable résultat d'une action, le cerveau peut créer un sentiment de peur. Et pourtant, rien n'est vrai !

Il existe une troisième façon de créer des sentiments d'émotion : la modification des signaux transmis par le corps servant à sa cartographie dans l'esprit. Les drogues, les médicaments et l'alcool produisent cet effet. Dans le cas de la douleur, le cerveau reçoit l'information et son traitement par l'esprit engendre des sentiments désagréables. La prise d'un analgésique ne va pas annuler la transmission du message, mais l'esprit ne traite pas l'information, il ne modifie pas sa cartographie, et donc ne crée pas de sentiments qui altéreraient le bien-être.

Comment les émotions poussent à l'action ?

Les émotions se propagent dans le corps comme l'onde provoquée par le jet d'un caillou dans un étang se répand à sa surface. Elles sont comme un coup de starter provoquant l'excitation.

Les milliards de cellules composant le corps sont des êtres vivants intelligents et autonomes. Chacune contient le patrimoine génétique nécessaire à la fabrication des protéines dont elle a besoin. Comme dans une fourmilière, chaque cellule à une tâche à accomplir et s'en acquitte de son mieux, pour le bien de toute la communauté. Ni la fourmi, ni la cellule n'a besoin de chef derrière elle pour surveiller son travail ou lui dire quoi faire. Par contre, quand le patron, le cerveau, envoie un ordre, elle l'exécute aussitôt.

On pourrait dire sans se tromper que les émotions sont les ordres que le cerveau envoie au corps pour ajuster son fonctionnement, l'évaluation des changements induits par les émotions donnant un sentiment agréable ou désagréable. Ce processus est perpétuel, puisque la communication corps-esprit est incessante, bien que seulement quelques-unes des modifications corporelles soient perçues par la conscience.

V. LE RENFORCEMENT DES CROYANCES PAR LES COMPORTEMENTS

Nous avons vu que l'architecture neuronale du cerveau formée en systèmes de systèmes est la base de ce que l'on appelle les croyances. Dans cette jungle de cellules nerveuses prend naissance l'esprit, à travers les échanges électrochimiques des dites cellules. Par un processus émotionnel élaboré l'esprit modifie le corps pour le préparer à l'action motrice ou psychique. Voyons maintenant comment les comportements influencent le cerveau.

La neuroplasticité

Eric kandel, lauréat du prix Nobel de médecine en 2000, dissèque le cerveau de mollusques depuis plus de cinquante ans, pour en découvrir tous les secrets. Cet ancien psychiatre est devenu neurobiologiste parce qu'il cherchait des explications aux comportements humains. C'est même un traumatisme vécu dans l'enfance qui le poussera à étudier l'esprit. En tant que Juifs, sa famille, comme tant d'autres, a été brutalisé par le régime nazi, et le petit Eric de neuf ans garde en lui toute la souffrance de cette cruauté.

Au début des années soixante, après avoir obtenu son doctorat de médecine et avoir travaillé sur les cerveaux de mammifères, il décide de s'intéresser à l'aplysia californica, un mollusque violet qui peut mesurer jusqu'à 35 cm pour deux kilo et demi. Ne possédant que vingt mille neurones, dont certains sont visibles à l'œil nu, il est l'organisme vivant le plus facile à étudier du point de vue neurologique. Et grâce à lui, Eric Kandel et son équipe vont faire de fabuleuse découverte.

Eric Kandel a tout d'abord commencé par étudier le comportement du mollusque et par confirmer les découvertes de Pavlov : un organisme apprend de ses expériences ; c'est ce que l'on appelle le conditionnement. Mais il a pu étudier non seulement les comportements de l'aplysia, mais aussi les mécanismes neuronaux les sous-tendant.

En décortiquant les circuits synaptiques de la bête, il a mis à jour le système composé de trente neurones qui intervient systématiquement dans l'apprentissage. C'est ainsi qu'il découvrit la nature synaptique de la mémoire. Alors que la mémoire de travail implique un renforcement des synapses existantes, la mémoire à long terme nécessite la création de nouvelles connexions.

Dans les années 90, il s'intéresse à l'expression génétique qui est à l'origine de la fabrication des synapses : les gènes créent des messagers activant d'autres gènes, eux-mêmes contrôlant encore d'autres gènes. Eric Kandel insiste sur le fait que « les gènes ne sont pas simplement des déterminants du comportement, ils sont aussi les serviteurs de l'environnement ». En cela il est d'accord avec les épigénéticiens qui affirment que c'est l'environnement qui active l'expression génétique ce qui met fin à la croyance au prédéterminisme génétique.

Après plusieurs décennies d'étude, Eric Kandel l'affirme bien fort : « Nous sommes nos synapses ». Notre cerveau étant doté d'une incroyable capacité à se remodeler à l'infini, nous pouvons l'utiliser pour être ce qu'il nous plaît d'être.

Les autoroutes du sabotage

Des chercheurs de l'Université de Genève ont découvert en examinant l'ADN d'adultes souffrants de troubles psychiatriques que les traumatismes et mauvais traitements laissent une trace biologique dans l'ADN des victimes. Un traumatisme psychologique dans l'enfance peut laisser une cicatrice génétique chez l'adulte.

Le groupe de recherche a ainsi démontré que l'association entre maltraitance infantile et certaines pathologies adultes résultait d'une modification des mécanismes de régulation des gènes.

Ont participé à l'étude 101 sujets adultes souffrant d'un trouble de la personnalité borderline, caractérisé notamment par une instabilité dans les relations interpersonnelles, les émotions et l'impulsivité. En examinant leur ADN, à partir d'une simple prise de sang, les chercheurs ont observé des modifications épigénétiques, c'est-à-dire située dans les mécanismes de régulation des gènes, chez les participants ayant été maltraités durant leur enfance (abus physiques, sexuels et émotionnels, carences affectives...). Plus la maltraitance a été sévère durant l'enfance, plus la modification est importante.

Le docteur Ariane Giacobino relate le cas de trois patientes qu'elle a suivies : une mère, sa fille et sa petite fille. Le mari de la mère a violé la fille, et de là est née la petite fille, le produit de l'inceste. Un examen de l'ADN des trois a révélé que la petite fille porte la « cicatrice génétique » la plus importante en comparaison de sa mère et de sa grand-mère - qui sont elles aussi marquées par le traumatisme. Preuve est faite que non seulement les traumatismes s'inscrivent au plus profond des êtres, mais encore que ces modifications génétiques se transmettent de génération en génération - au moins sur trois générations.

L'institut universitaire Québécois en santé mentale (Le Douglas) a montré en 2013 que les traumatismes, notamment ceux vécus dans l'enfance, occasionnent des modifications neuronales en rapport avec le type de sévices subis (abus sexuel, maltraitance physique ou émotionnelle). Grâce à l'imagerie, ils ont mesuré l'épaisseur du cortex cérébral (structure responsable du traitement de toutes les sensations) de 51 femmes ayant subi des maltraitances. Les résultats montrent une corrélation entre l'amincissement du cortex et le traumatisme subi.

Dans son livre *Les 5 blessures qui empêchent d'être soi-même*, Lise Bourbeau explique comment les traumatismes de l'enfance forgent la personnalité des adultes que nous sommes. J'étais septique après avoir lu ce livre, mais tout de même tenté de vérifier auprès de mes patients si cela se vérifiait. A ma grande surprise, quel que soit le climat dans lequel un enfant grandit, à l'âge adulte il présentera l'une ou l'autre des cinq blessures.

Par exemple, le fait de ne pas avoir été désiré par ses parents s'engramme chez l'enfant jusqu'à créer des croyances non-conscientes très fortes, telles que « je ne mérite pas de vivre », ou « je n'ai pas le droit au bonheur ». Ce genre de traumatisme, même s'il paraît bénin en apparence, modèle le cerveau en créant ce que j'appelle « les voies de l'auto-sabotage ». L'esprit sur la base des structures neuronales existantes produit des comportements et une personnalité de type fuyant.

Visualiser la réussite

Comme nous l'avons vu au chapitre précédent, l'esprit est capable de simuler et d'apprendre uniquement en s'imaginant faire une tâche ou la voir faire par quelqu'un d'autre. Les sportifs de haut niveau connaissent bien cette aptitude de l'esprit, et ils l'utilisent dans le cadre de leur entrainement.

Le film *Rasta rocket*, qui raconte l'histoire de Derice Bannock, dont le seul rêve est de participer aux Jeux Olympiques pour égaler son père, et qui finira par former la première équipe de bobsleigh de la Jamaïque afin de le réaliser. Bien évidemment, les résultats de l'équipe sont très décevants (comme on pouvait s'y attendre). Néanmoins, une séquence du film est très intéressante : Derice, qui veut absolument briller pendant les JO de Calgary, s'entraine seul dans sa chambre. Dans sa baignoire, le casque sur la tête, il se met dans le contexte de la descente et la visualise mentalement. Il se remémore les gestes qu'il doit effectuer à chaque instant que dure les quelques minutes de la course. Les résultats s'améliorent grâce à son entrainement mental.

Voici un autre exemple, relatif la guérison du cancer. En 1971, le docteur Carl Simonton, cancérologue et radiothérapeute américain, fit la rencontre d'un patient de 61 ans, atteint d'un cancer de la gorge. La maladie étant très avancée, il semblait improbable qu'il puisse, non seulement supporter les radiations, mais encore survivre au traitement plus de cinq ans. Le docteur Simonton, en désespoir de cause, proposa au patient de tester une nouvelle approche psychologique. On lui apprit à visualiser son cancer par la pensée, de la manière la plus évocatrice possible. Dans un second temps, on lui demanda de faire de même avec tous les globules blancs de son système immunitaire. Ensuite, l'exercice consista à imaginer les globules blancs en train de s'attaquer au cancer, à la façon du jeu électronique PAC-MAN. Le médecin lui recommanda de pratiquer l'exercice plusieurs fois par jour. En deux mois la tumeur avait disparu, à la joie du patient et à la surprise du thérapeute.

Depuis, les techniques de visualisation sont couramment utilisés pour soigner les cancers, mais aussi tous les maux. Tout comme les sportifs l'utilisent pour préparer leur organisme à atteindre leur objectif de victoire, n'importe qui peut utiliser la visualisation pour guérir.

Le renforcement

Lorsqu'un neurone lance une nouvelle dendrite pour établir une nouvelle connexion, celle-ci est semblable à un fil, fin et fragile. Mais plus le chemin fraichement créé sera emprunté, plus il va se renforcer. C'est comme un sillon qui serait tracé dans la terre. Le vent et la pluie pourrait l'effacer avec le temps. Mais à force de l'emprunter, le sillon va grossir un peu plus à chaque fois, jusqu'à devenir une autoroute à son apogée.

Comme nous l'avons vu, l'ADN, sous l'effet de l'environnement, produit des nouvelles connexions neuronales. L'environnement en question inclut toutes les expériences, tous les conflits et traumatismes que l'on peut vivre, mais aussi toutes les émotions et tous les sentiments agréables ressentis.

Chaque jour, le cerveau « s'élague » en supprimant les neurones et les synapses dont il n'a plus besoin, qui ne sont plus utilisés. Ainsi sur ce principe, il est clair que se remémorer sans cesse les mauvais côtés de notre vie ne fait que renforcer les souvenirs et facilite donc l'expression d'émotions désagréables, alors qu'il suffit de ne plus y penser pour oublier !

VI. REUNIR LA TETE ET LE CORPS

« Un esprit sain dans un corps sain » n'est pas un concept nouveau : il date du premier siècle de notre ère, soit il y a environ 2000 ans. Rabelais, en son temps, a fait sienne cette citation. Elle a depuis était reprise et parodiée à de nombreuse reprises.

L'incroyable longévité de ce proverbe tend à prouver que, de tout temps, l'homme a été préoccupé par son bien-être, tant physique que psychique. Il est fort probable que Juvénal, qui en est l'auteur, avait compris le lien qui unit le corps et l'esprit.

Une autre réalité : le monde quantique

De quoi est fait notre monde, des objets qui nous entourent jusqu'à notre propre corps ? De molécules répondront certains, d'atomes répondront d'autres, et ils auraient tous raisons. Les atomes sont des petites briques mises côte à côte pour former des molécules qui formeront la matière. Par exemple, une molécule d'eau est formée d'une grosse boule (l'atome d'oxygène) et de deux petites boules (les atomes d'hydrogène) comme la tête de Mickey. Il faut des milliards de ces molécules pour obtenir quelques gouttes d'eau.

Mais au début du vingtième siècle, des scientifiques découvrent que l'atome n'est pas le plus petit élément composant la matière. Il est encore divisible en de plus petits éléments. Le plus étonnant, est qu'à l'échelle subatomique les lois régissant les comportements sont complètement différentes de ce que l'on peut voir un étage au dessus, dans le monde réel. Un grand nombre de théories, qui prendront le nom de quantiques, vont être élaborées au cours de ce siècle. Leur compréhension a permis de faire évoluée la technologie, mais aussi la médecine.

Si l'esprit et le corps humain comme tout le reste de l'univers est constitué d'atomes. Que peuvent nous apporter les découvertes de la mécanique quantique ? Elles permettent tout d'abord de comprendre que la vision newtonienne, ne peut pas tout expliquer, et notamment les effets que produit l'esprit sur la matière, et ensuite que l'univers n'a pas pour fondement le déterminisme mais la probabilité. En somme rien n'est absolu !

Si nous pouvions voyager dans le monde subatomique, nous serions très surpris par la bizarrerie qui y règne. Par exemple, si nous pouvions nous comporter comme un électron, nous pourrions être ici et là-bas en même temps : ce que nous faisons ici a une répercussion ailleurs, même s'il n'y a personne. La plupart du temps, personne ne saurait où nous nous trouvons, jusqu'à ce que quelqu'un décide de nous chercher.

En fait, la mécanique quantique nous apprend que les particules élémentaires agissent comme des ondes, elles vibrent en permanence, la fréquence de vibration étant ce qui fait leur état. De plus, étant à la fois matière et énergie, les particules subatomiques obéissent aux désirs de l'observateur en se rendant visible de lui, soit en passant de l'état d'énergie à celui de matière. Et, plus surprenant encore, deux particules peuvent être reliées par un fil invisible et agir l'une sur l'autre, quelle que soit la distance.

Tout cela peut sembler bizarre, et en fait ça l'est. Mais n'oublions pas que l'univers entier est constitué d'atomes et, de ce fait, est soumis aux lois de l'univers quantique. Pour se convaincre de tels phénomènes les scientifiques ont fait des expériences aux résultats surprenants. La première expérience que j'aimerais vous raconter concerne le pouvoir de l'intention. Elle a été réalisée aux Etats-Unis par l'Institut Heartmath en 2003. Elle visait à vérifier si l'esprit pouvait agir sur l'ADN. Un groupe de personnes formées aux techniques de cohérence cardiaque (nous en reparlerons un peu plus loin) a réussi à transformer l'ADN utilisé en échantillon. Dans une autre expérience un volontaire, spécifiquement formé, a reçu comme consigne d'agir uniquement sur deux des trois flacons présents devant lui. Evidemment, dans les deux flacons l'ADN a été modifié, mais pas dans le troisième. Comme on avait émis l'hypothèse que la proximité de l'échantillon avec le cœur du participant pouvait influencer les résultats, il a été décidé de retenter l'expérience, mais cette fois-ci en mettant de la distance entre les deux. Les résultats ont été les mêmes. Ces expériences ont montré la puissance de l'esprit sur la matière. Toutefois, deux « ingrédients » furent nécessaires : l'état de cohérence cardiaque et l'intention.

La troisième expérience date du début des années 90. Masaru Emoto, un scientifique japonais, nous la raconte dans son livre *Les messages cachés de l'eau*. En se mettant à photographier des cristaux d'eau gelée il a découvert que l'eau à l'incroyable capacité de reproduire des informations. Déjà avant lui, le scientifique français Jacques Benveniste l'avait compris : en 1988 il a mené une expérience pour comprendre comment l'homéopathie fonctionne. En effet les granules d'homéopathie ne contiennent qu'une dissolution d'un agent actif, et pourtant les effets sont garantis. Il a tenté plusieurs fois l'expérience, avec à chaque fois des dissolutions plus importantes, jusqu'à ce qu'il n'y ait plus de traces détectables du produit. Même avec des dissolutions très importantes la réaction était observable. Il en arriva donc à la conclusion que l'eau gardait en elle l'information de l'agent actif. Ses expériences ont été reproduites dans d'autres pays, par d'autres équipes, avec les mêmes résultats. Et pourtant les scientifiques ont crié au scandale.

Masaru Emoto, lui, voulait voir comment l'eau se comporterait si elle était soumise à des intentions positives, négatives ou se trouvait en contact avec de la musique. Voici ce qu'il découvrit :

Les échantillons exposés au mot « merci » - soit en prononçant le mot à voix haute, soit en collant une étiquette contenant le mot sur la boîte de pétri contenant l'échantillon - présentaient de merveilleux cristaux. Ceux qui se trouvaient en contact de la même manière avec le mot « idiot » ne furent pas agréables à regarder. Le même effet fut obtenu avec d'une part de la musique classique, et d'autre part du heavy mental.

Les plus beaux cristaux observés furent ceux exposés aux mots « amour et gratitude ». Voici ce que dit Masaru Emoto à leur propos : « *On aurait dit que l'eau s'était réjouie et avait célébré ces mots en créant un bouton de fleur en train d'éclore. Ce cristal était si extraordinaire que je peux dire que ma vie en a été depuis lors réellement bouleversée. L'eau m'a dévoilé la délicatesse de l'âme humaine, et le retentissement que "l'amour et la gratitude" peuvent avoir sur le monde.* »

Des lecteurs japonais de son livre ont tenté de reproduire l'expérience avec du riz. Ils ont mis du riz cuit dans deux bocaux en verre, et pendant un mois, chaque jour, ils disaient « merci » à l'un et « idiot » à l'autre. Au final, le premier avait fermenté et sentait très bon, alors que le second avait pourri.

D'autres, qui avaient entendu parler de l'expérience, l'ont tenté à leur tour, en rajoutant un troisième bocal. Comme pour l'expérience précédente, au premier ils dirent « merci », au second « idiot », tandis qu'ils ignorèrent le troisième pendant tout le mois que dura l'expérience. Ils obtinrent des résultats identiques à la première famille. Mais, fait intéressant, le riz du troisième bocal se mit à pourrir avant même celui traité d'idiot. Il semble qu'être ignoré est plus dramatique que d'être ridiculisé.

Vous vous demandez peut-être pour quelle raison l'eau est affectée par la musique ou les mots, qu'ils soient prononcés ou écrits ?

Masaru Emoto répondit à cette question dans son livre : « *La réponse se trouve, à nouveau, dans le fait que tout est vibration. L'eau, si sensible aux fréquences particulières émises à travers le monde, joue essentiellement et de manière efficace le rôle de miroir du monde extérieur. La musique et les paroles sont vibration. (...) En fait, les mots écrits, eux aussi, émettent une vibration spéciale que l'eau est capable de percevoir. L'eau reflète fidèlement toutes les vibrations qui se créent dans le monde et transforme ces vibrations en une forme qui peut être vue par l'œil humain* ».

Que nous apprennent ces expériences ? Tout est vibration, parce que tout, absolument tout, est fait d'atomes. Nos corps sont des antennes transmettant et recevant ces ondes. Nos intentions, nos émotions et les mots que nous prononçons, bons ou mauvais, influencent toutes les cellules de notre corps pour le meilleur comme pour le pire.

Une pratique quotidienne

IL ne suffit pas simplement d'aller voir un médecin ou un thérapeute pour aller mieux. Chacun doit prendre en main sa santé physique et mentale. On prend soin de soi tout d'abord par une bonne hygiène de vie, puis en s'aimant profondément : gérer le stress et les émotions est nécessaire pour ne plus dépenser d'énergie inutilement. Et, enfin, rééquilibrer le fonctionnement chimique de son cerveau par la prise de compléments alimentaires est souvent primordial. Voyons chacun de ces points en détails.

1) Hygiène de vie

Tout le monde le sait, manger sainement, faire de l'exercice régulièrement et bien dormir sont à la base de la santé physique et mentale. Pour vous en convaincre davantage, j'aimerais vous parler de l'influence de la flore intestinale sur le psychisme. En 2004, une équipe japonaise a démontré que des souris privées de microbiote intestinal présentaient une hypersensibilité au stress. Les souris restent prostrées et ne font même pas leur toilette. Mais dès que l'on réintroduit les germes dans leur système digestif, à nouveau elles s'activent et agissent normalement.

Les scientifiques de l'institut Pasteur, ont voulu vérifier si l'inverse aussi était vrai, si le stress agit sur la flore intestinale. Après avoir administré de la corticostérone (hormone du stress) à des souris, ils ont constaté que certaines bactéries avaient proliféré tandis que d'autres nettement diminué. Les chercheurs en sont venus à la conclusion que l'on peut améliorer l'état psychique d'une personne en agissant sur son microbiote.

La recherche s'oriente maintenant sur le choix des probiotiques pour soigner les troubles psychiatriques. Hippocrate disait donc vrai : « Que ton aliment soit ta seule médecine ». il est dommage qu'il ait fallu attendre près de 2500 ans pour le vérifier.

Faites l'essai : supprimez de votre alimentation, pendant cinq jours seulement, les produits laitiers, le gluten et l'alcool. Remplacez-les par beaucoup de fruits et légumes et voyez le résultat. Si vous constatez une nette différence, continuez ainsi, sinon à vous de voir.

Le sommeil est indispensable pour le développement et l'entretien des systèmes neuronaux. Il joue un rôle important dans le bon fonctionnement du métabolisme, en régulant la production de plusieurs hormones. Le manque de sommeil a des effets sur l'apprentissage, la gestion des émotions, le métabolisme, en provoquant l'obésité et le diabète par exemple. De plus, bien dormir et suffisamment, améliore la réponse immunitaire, et, inversement, le bon équilibre du système immunitaire favorise un bon sommeil.

2) Développer l'estime de soi

Dans son livre *L'estime de soi* Christophe André, psychiatre, dit qu'elle repose sur trois piliers.

L'amour de soi : je m'aime malgré mes défauts et mes limites, malgré les échecs et les revers que j'ai subis. Je m'aime simplement parce que je crois au plus profond de moi que je suis digne d'amour et de respect.

La vision de soi : le regard que je porte sur moi, la façon dont je m'auto-évalue par rapport à mes qualités et à mes défauts.

La confiance en soi : je pense être capable d'agir dans le bon sens quand la situation l'exige.

Ces trois ingrédients doivent être équilibrés, nous dit Christophe André, parce qu'ils interagissent l'un sur l'autre. Si une personne n'écoute pas ses besoins et ses aspirations cela va l'empêcher d'avoir une vision positive d'elle-même, elle ne croira pas en ses capacités et aura du mal à se projeter dans l'avenir. A son tour, la confiance en soi sera diminuée... impossible pour elle d'agir sans crainte de l'échec ou du jugement.

Je pense que l'on peut résumer l'estime de soi en l'amour pour soi-même. Cette attitude oblige à changer de regard sur sa propre personne, à accepter d'être imparfait et de reconnaître que quoi que l'on fasse, on ne sera jamais parfait. Le mot homme, mot qui a été choisi il y a bien longtemps pour qualifier l'espèce la plus évoluée sur la terre, vient du latin *humus*, tout comme le mot humilité. L'humilité devrait donc être ce qui qualifie le mieux un être humain, et pourtant nous en sommes loin. Aussi, se dire que nous sommes tous, c'est-à-dire tous les humains, identiques parce que fait de la même matière énergétique serait un bon début. Enfin, je peux m'aimer parce que je n'ai rien de plus ou de moins que les autres, j'ai juste une façon de vibrer différente.

Pourquoi s'aimer ? Parce que l'amour peut tout, endure tout et supporte tout comme le dit la Bible. N'est-il pas vrai que, lorsque l'on aime profondément quelqu'un, on accepte ses petits travers, que l'on trouve parfois charmants ? Alors pourquoi ne pas en faire autant avec sa personne ?

Un jour un ami m'a dit : « N'attends rien des autres, ou tu seras malheureux ». Connaissant cet ami, je reçu son conseil avec, à la fois, de l'engouement et de la surprise. Mais après quelques années j'ai compris ce qu'il voulait me dire : « Si tu attends que les autres fassent quelque chose pour toi, tu peux attendre longtemps. Si tu veux quelque chose, deviens-en le créateur ». Il n'avait pas tort cet ami, on ne peut pas se plaindre sans cesse de quelque chose ou de quelqu'un et espérer obtenir de l'aide ou du soutien de cette chose ou de cette personne. C'est toute la loi d'attraction : nous sommes des aimants qui attirent le positif ou le négatif selon notre nature. Si je suis positif, il y a une forte probabilité pour que des choses positives gravitent autour de moi, et inversement si je suis négatif.

Encore une fois la mécanique quantique explique ce phénomène, l'esprit est l'énergie qui influence toutes les molécules de notre corps. L'orientation de l'esprit donne la direction au corps.

Comme le disait, ou plutôt le chantait, John Lennon, *Love Is the answer* (l'amour est la réponse). Après avoir vu ce que provoquent des sentiments d'amour sur l'eau dans l'expérience de Masaru Emoto, et sachant que le corps est composé à 70% d'eau, on comprend comment l'amour peut avoir un tel pouvoir.

3) Gérer le stress et les émotions

Vendredi 19h45, après une journée et une semaine de travail bien remplies, Monsieur Y. rentre chez lui, fatigué et irritable. Aujourd'hui, le DRH qu'il est a dû licencier une cinquantaine de personnes pour sauver l'entreprise. Il supporte de moins en moins son travail trop stressant, le médecin du travail lui ayant confirmé que son cœur en souffrait. Lorsqu'il est à la maison, Monsieur Y. s'isole souvent dans son bureau ou dans la lecture du journal. Sa femme et ses enfants comprennent ou essaient de comprendre ce qu'il a, pourquoi il n'est plus joyeux, mais cela ne change rien à la situation. Les disputes s'enchaînent, souvent pour des broutilles. Et un soir, en rentrant tard du travail, il découvre que sa famille est partie, ne supportant plus son comportement.

Comment Monsieur Y. en est-il arrivé là ? Sa mauvaise stratégie dans la gestion du stress et des émotions est en train de causer sa ruine. Au travail il devrait exprimer ses émotions en expliquant, par exemple, à la direction sa position vis-à-vis de la politique sociale de l'entreprise. Et à la maison, s'il parlait avec sa femme de ce qu'il vit, il pourrait en faire une alliée et non une ennemie, ce qu'elle devenue fasse à son mutisme.

Comme nous l'avons vu, les émotions sont vitales. Elles font le lien entre les deux associés composant notre esprit (le conscient et le non-conscient). Nous savons que le non-conscient est plus fort que l'autre. Aussi quand il déclenche une émotion, il s'attend à ce que son associé l'écoute et réagisse. Si ce n'est pas le cas, l'émotion sera plus forte, de plus en plus forte, jusqu'à ce que le message soit entendu.

En caricaturant, c'est comme si le non-conscient frappait à la porte : Toc, toc, toc « Coucou, est-ce que tu es là ? Il y a un problème et on a besoin de toi ». Pas de réponse. TOC, TOC, TOC « Réveille-toi, c'est urgent ! », toujours rien. TOC, TOC, TOC, DRIIIIIIIING, « Mon gars, tu vas répondre enfin ! ». Mais Monsieur Y. ne répond pas, parce qu'il ne comprend pas ce qui se passe. Alors il va voir son médecin, qui lui prescrit un antidépresseur et du repos.

Il est ahurissant de voir que l'humain connait mieux le fonctionnement de ses Smartphone, ordinateur, tablette, voiture et autres gadgets en tous genres que celui de son propre corps. Il ne laisse personne toucher à ses « joujoux », en prend soin en dépensant parfois beaucoup d'argent, mais pour ce qui est de son corps rien. « Si ça ne va pas, j'irais chez le médecin, il me donnera un petit quelque chose et ça ira mieux ensuite », voilà comment beaucoup réagissent.

Pour une bonne santé physique et mentale, il faut traiter son corps comme on s'occupe de sa voiture : en prendre soin, c'est-à-dire la nettoyer régulièrement, vérifier les niveaux et la pression des pneus chaque mois et faire les révisions et réparations en temps et en heure. C'est de cette façon que l'on conserve une voiture en bon état plusieurs années. Et c'est de cette manière que l'on vit heureux et en bonne santé.

Voici trois techniques psychocorporelles qui vous aideront à gérer le stress et les émotions :

L'**EFT** ou techniques de libération émotionnelle, utilise les méridiens d'énergie du corps comme en acupuncture. Gary Craig, son inventeur, est un passionné du développement personnel, formé à différentes techniques. Mais sa rencontre avec Roger Callahan a tout changé. Le docteur Callahan a créé la TFT (thérapie du champ mental), une thérapie utilisant les points d'acupuncture pour soigner les phobies très rapidement. Elle n'était, toutefois, pas très facile d'utilisation à cause de ses nombreux protocoles. Gary a demandé à Callahan de le former, et c'est en cherchant à simplifier la technique qu'il a créé l'EFT. Un nouvel outil simple et efficace était né. Son objectif est de permettre au plus grand nombre de personnes de l'apprendre pour une utilisation au quotidien.

L'EFT est une technique de relaxation "psychocorporelle". Psycho, pour penser aux problèmes, et Corporelle, parce que l'on va stimuler, dans le même temps, certains points sur le corps. Ces deux actions simultanées, penser et stimuler, provoquent la déprogrammation des émotions négatives, des schémas de pensées limitantes et des comportements dysfonctionnels.

L'EFT c'est aussi une excellente technique de gestion du stress et de l'anxiété parce qu'elle agit directement sur le système nerveux autonome, le « pilote automatique » du corps.

C'est une version émotionnelle de l'acupuncture. En EFT on utilise les points d'entrée ou de sortie des méridiens d'énergie, tels que l'enseigne la médecine traditionnelle chinoise, vieille de 5000 ans.

L'EFT, c'est 2 choses :

1. C'est un outil d'auto-aide, que l'on utilise soi-même sur soi. Gary Craig l'a créé dans ce but. Et, au fil des ans, il a continué à simplifier cette méthode pour la mettre à la portée de tous.

2. C'est une technique thérapeutique utilisée par des professionnels dans leur pratique quotidienne. Dans ce cas cela demande une formation poussée.

Pour Gary Craig, qui ne s'intéresse qu'aux interactions énergétiques du corps, ce sont les perturbations énergétiques dans les méridiens qui provoquent nos problèmes. La stimulation a donc pour but de débloquer l'énergie et de permettre une circulation fluide. Cette explication est, pour beaucoup de scientifiques, trop simpliste, même si elle s'avère correcte.

Plus de 100 études scientifiques, validées par un comité de lecture, prouvent les effets physiques induits par l'utilisation de l'EFT (cf. pubmed ou science direct)

En stimulant les points d'acupression on stimule le système parasympathique, le frein physiologique du corps, ce qui crée un effet de relaxation (relâchement musculaire, bâillements, détente, état de bien-être, etc.).

Dans le cerveau, la chimie change. Les taux de sérotonine, de GABA, d'endorphine, augmentent et contribuent à l'état de bien-être. Dans le même temps, le cortisol, « l'hormone du stress », baisse. Il y a aussi un effet sur l'immunité. Une étude a montré qu'après une séance d'EFT, le taux d'Immunoglobulines A dans la salive avait augmenté par rapport au début de la séance.

Certains points d'acupuncture ont des effets directs sur l'anxiété, la douleur ou encore les attaques de panique. Par exemple, la stimulation du point situé sur le dos de la main, entre les métacarpes de l'annulaire et de l'auriculaire, agit sur les zones cérébrales en charge de la douleur, avec pour effet une diminution de celle-ci.

Enfin on sait que l'EFT agit sur les structures même du cerveau. Par exemple, dans le cas de stress post-traumatique, lors duquel il y a hyper-activation de l'amygdale, la « sentinelle émotionnelle », une hyper-sensibilité émotionnelle se développe. L'EFT agit directement sur elle, en la calmant, comme si on appliquait un baume apaisant. De même, grâce à cette méthode, on peut également favoriser la neuroplastie du cerveau, cette capacité à modifier les connexions neuronales par la suppression et la création des connexions.

En résumé : avec l'EFT on peut agir sur des symptômes physiques, mais aussi sur les causes de ces symptômes. Voir annexe 1 pour savoir comment utiliser l'EFT.

La cohérence cardiaque est une technique de respiration permettant d'améliorer le tonus vagal. Doc Childre, le fondateur de l'institut Heartmath, parle, lui, de l'intelligence du cœur. Le cœur n'est pas qu'une simple pompe, ses effets sur la santé et le bien-être vont bien au-delà de sa fonction mécanique.

Le cœur possède un cerveau composé de 40.000 neurones, d'où il tire son intelligence. Et il est relié directement au système nerveux avec lequel il échange des informations ; ils s'influencent l'un et l'autre. Ces découvertes, faites dans les années 70, démontrent que les battements du cœur sont un langage intelligent qui influence nos perceptions et nos réactions.

Le cerveau, pour communiquer avec l'ensemble du corps, utilise deux voies antagonistes : le « sympathique » qui est similaire à l'accélérateur d'une voiture, et en opposition, le « parasympathique », le frein. A eux deux ils forment le système nerveux dit autonome, parce qu'il ne nécessite pas un contrôle conscient. En effet, il est inutile de penser à respirer ou à faire battre le cœur, cela se fait sans notre intervention.

La respiration tout comme les battements du cœur placés sont sous l'effet de ce système. L'inspiration, qui fait accélérer le cœur, est provoquée par la branche sympathique, tandis qu'à l'opposé l'expiration, ralentissant le cœur, est influencée par le parasympathique.

Selon plusieurs théories la branche parasympathique du système nerveux autonome - dont le nerf vague (aussi appelé pneumogastrique) est l'élément le plus important - serait impliquée dans la gestion émotionnelle. Un faible tonus vagal a pour conséquence des troubles psychologiques.

Plusieurs phénomènes entrainant la perte de tonus vagal, dont le vieillissement et le stress, il est primordial de le maintenir en forme. Tout comme des muscles qui perdent en masse et en puissance lorsqu'ils ne sont plus sollicités régulièrement, le tonus vagal s'affaiblit. Il faut donc le « remuscler » pour retrouver un bon équilibre psycho-émotionnel.

Pour muscler leurs bras, les culturistes vont soulever de la fonte. Lorsqu'ils montent la charge, le biceps est à l'action, et lorsqu'ils la descendent c'est au tour du triceps de travailler. C'est par cette alternance de mouvements que l'on sculpte ces muscles antagonistes. Sur ce même concept d'alternance nous pouvons « muscler » notre tonus vagal. En inspirant et en expirant pendant la même durée, on stimule les deux branches antagonistes du système nerveux autonome. (Voir l'annexe 2 pour suivre les exercices de respiration).

Prendre consciemment le contrôle de sa respiration - ce qui revient à se concentrer sur son cœur – tout en activant des sentiments profonds tels que la joie, l'amour, la reconnaissance, la compassion ou encore la sollicitude change le mode d'activité du système nerveux, réduit la production de cortisol (hormone du stress) et augmente la production IgA (la première ligne de défense du système immunitaire).

De plus, tout comme les smartphones transmettent de l'information via un champ électromagnétique, le cœur utilise un procédé similaire. Selon des études menées sur le cœur celui-ci possède le champ électromagnétique le plus puissant du corps, cinq mille fois plus fort que celui du cerveau. Non seulement, il imprègne chacune des cellules mais communique aussi avec les autres organismes. Pour en faire la preuve, ne vous est-il jamais arrivé de vous sentir mal à l'aise à côté d'une personne sans savoir pourquoi, et puis de découvrir que celle-ci était stressée ? Vous avez alors été imprégné par le champ électromagnétique de son cœur.

A la fin du 19e siècle, la radiesthésie promettait de soigner tous les maux en utilisant des champs électromagnétiques. Imaginez ce que vous seriez capable de faire si vous saviez utiliser à des fins thérapeutiques ou de développement personnel, le champ électromagnétique de votre propre cœur ? Sans que cela vous coûte un centime !

L**a visualisation**, comme nous l'avons déjà vu, est largement utilisée par les sportifs, surtout pour améliorer leur gestion du stress et de l'anxiété. Dans le cadre thérapeutique cette technique trouve également sa place dans le panel de méthodes déjà disponibles.

C'est une technique que nous savons tous utiliser, ce qui est normal, car nous disposons tous de la « fonction comme si » dont nous avons parlé au chapitre 3. Si, au travail, vous avez une présentation à faire devant plusieurs personnes, les jours qui vont précéder vous imaginerez la situation, peut-être en répétant votre présentation à voix haute.

De même, quand vous vous remémorez l'altercation que vous avez eue avec votre conjoint, vous utilisez la technique de visualisation. Lorsque la sensation de soif nous envahit, la pensée de boire s'accompagne du plaisir. Pour le cerveau, réel et imaginaire sont la même chose. Alors si nous associons souvent cette technique à des événements désagréables : annoncer une mauvaise nouvelle, relever un challenge, revivre des traumatismes, etc., il est possible aussi d'en utiliser les pouvoirs pour notre bien-être ou pour atteindre un but.

Par exemple, dans le sevrage tabagique, hormis les aspects neurochimique et émotionnel qui sont importants, le mental fait toute la différence. S'imaginer vivre sans la cigarette est une bonne préparation mentale. Si, lors de l'exercice, la personne ressent du stress, c'est sans doute parce que pour le cerveau se passer de cigarette représente un défi important à relever.

La technique du lieu de sécurité est très efficace pour induire un état de relaxation, elle est souvent utilisée dans le cadre de la thérapie comportementale. Grâce à elle, il est possible de modifier la cascade physiologique du stress dès que les premiers signes apparaissent. Pour vous familiariser avec cette technique je vous invite à consulter l'annexe 3.

Je vous encourage à vous familiariser avec ces techniques et à les utiliser au quotidien. Quel que soit l'objectif que vous souhaitez atteindre, les changements physiologiques dus au stress seront soit un handicap, soit la force dont vous avez besoin.

4) Rééquilibrer la chimie du cerveau (la méthode Braverman)

Dopamine, acétylcholine, GABA et sérotonine sont les noms des quatre principaux neurotransmetteurs du cerveau. Grâce à eux, l'information voyage de neurone en neurone. En excès ils provoquent une saturation de l'information. En cas de carence, l'information n'est tout simplement pas transmise. Le bien être physique et mental dépend d'eux.

L'alimentation, le stress et le vieillissement ont des effets sur l'équilibre chimique du cerveau. De par son patrimoine génétique, chacun de nous possède un neurotransmetteur dominant et une production excédentaire ou déficitaire de certains d'entre eux. Le cerveau étant relié à l'ensemble du corps, son bon fonctionnement-corrélé à la vitesse et la qualité de propagation de l'influx nerveux-engendre un état de bien-être.

Faisons un peu plus connaissance avec eux.

La dopamine c'est l'énergie. Ce neurotransmetteur donne l'énergie au corps, pour le métabolisme, le système immunitaire, la croissance des tissus et les mouvements musculaires. Il est présent dans les comportements d'exploration et la recherche du plaisir, ou, au contraire l'évitement de la punition.

En cas de carence, le corps dans son ensemble fonctionne au ralenti comme un appareil électronique dont les piles seraient faibles. Les troubles de l'humeur (dépression mélancolique), addiction, obésité et maladie de parkinson sont souvent la conséquence de carence en dopamine.

Par une alimentation riche en protéines (contenant les précurseurs de dopamine, phénylalanine et tyrosine) comportant par exemple dinde, canard ou œuf, on en favorise la synthèse par l'organisme. La Rhodiole connue pour ses vertus tonifiantes et revigorantes active la production, entre autres, de dopamine.

L'acétylcholine c'est la créativité. Ce neurotransmetteur intervient dans beaucoup de fonctions physiologiques, mais il a un rôle primordial dans la mémorisation : retenir une information, la stocker et la retrouver quand c'est nécessaire. En cas de carence apparaissent des troubles de la mémoire, des oublis et un manque de concentration.

L'acétylcholine aidant à maintenir l'eau dans la cellule, une carence occasionne une déshydratation, avec toutes ses conséquences physiques : incapacité à réguler le système immunitaire et déshydratation prématurée des articulations et des os. La myéline, la gaine isolante entourant les fibres nerveuses, étant en parte composée d'acétylcholine, une carence pourrait avoir pour conséquence la sclérose en plaques.

Par une alimentation riche en choline, telle que le jaune d'œuf, la viande, le foie, le soja, le germe de blé, les crucifères et les céréales, on favorise la synthèse de ce neurotransmetteur.

Le GABA c'est la stabilité. De par son effet inhibiteur sur le système nerveux, il empêche l'embrasement neuronal et donc l'épuisement du système. Il favorise le calme et la relaxation, en ralentissant le cœur, en diminuant la tonicité et les spasmes musculaires. Grâce à lui nous « sommes aux anges ».

A l'inverse, une carence en GABA provoque l'anxiété avec ses troubles associés : hypertension artérielle et douleurs chroniques.

Par une alimentation riche en glutamine, que l'on trouve dans les amandes, l'avoine complète, la banane, le blé complet, le brocoli, les noix, les lentilles, le son de riz, le flétan, on améliore la production de GABA et ainsi la stabilité physique et émotionnelle. La valériane, la passiflore et l'escholtzia stimulent également sa production.

La sérotonine c'est la joie de vivre. Elle joue un rôle majeur dans la coagulation sanguine, la venue du sommeil, la sensibilité aux migraines. Elle est utilisée par le cerveau pour fabriquer une hormone célèbre, la mélatonine. La sérotonine est inhibitrice, notamment de l'effet de la dopamine. Elle favorise le contrôle réfléchi des comportements.

Une forte carence en sérotonine est associée aux comportements impulsifs, agressifs et très violents. Les troubles du sommeil sont souvent le résultat d'une carence en sérotonine, même si un manque de GABA produit les mêmes effets.

Par une alimentation riche en tryptophane, que l'on trouve dans l'avocat, le fromage, le poulet, le canard, les flocons d'avoine, la ricotta, le gibier, on favorise sa synthèse par l'organisme. La prise de magnésium, passiflore, millepertuis ou griffonia peut-être recommandé.

Deux autres neurotransmetteurs, dérivés de la dopamine, dont le docteur Braverman ne parle pas dans son livre, sont à connaître. Il s'agit de l'adrénaline et de la noradrénaline. Le premier qui est largement connu par le grand public active la réponse de l'organisme face à stimuli, en général le stress. Il active la branche sympathique du système nerveux autonome, c'est-à-dire l'accélérateur, pour préparer le corps à « se battre » ou « à fuir ». Attention, Des taux élevés d'adrénaline conduisent à la fatigue, au manque d'attention, à l'insomnie, à l'anxiété et dans certains cas à la dépression. La noradrénaline vous la connaissez aussi, ou plutôt ses effets. Elle crée l'état d'éveil particulier que l'on cherche à créer chez une personne quand on lui fait une mauvaise blague du genre se cacher pour faire peur. Elle facilite ainsi l'apprentissage, la sociabilité et la sensibilité aux signaux émotionnels. À l'inverse, lorsque la synthèse ou la libération de noradrénaline est perturbée, peuvent apparaître repli sur soi, détachement, démotivation, dépression, baisse de la libido.

Même s'il est impossible d'arrêter les processus du vieillissement, des études ont montré qu'il est possible d'apprendre à un cerveau à stimuler la production d'hormones et ainsi retarder les effets délétères du vieillissement. Cela passe, entre autres, par le rééquilibrage de la chimie du cerveau.

CONCLUSION

Le bon équilibre psycho-émotionnel permet à n'importe quel humain d'atteindre les sommets. Jim Hines fait aujourd'hui partie de l'histoire du 100m parce que son esprit et son corps se sont associés dans un but commun. A n'en pas douter son environnement familial, son coach et ses coéquipiers ont dû jouer un rôle dans sa réussite, en lui insufflant les « bonnes ondes ».

Les années 60 n'ont pas été les plus faciles pour les Afro-américains. Pourtant Jim Hines n'a pas laissé les fausses croyances l'empêcher d'atteindre son but. Il devait avoir confiance en lui, bien se connaître, et prendre soin de son corps pour réussir ce qui semblait être impossible.

Refaisons l'histoire, juste un instant, et imaginons que son entraîneur n'ait pas eu son effet dynamisant sur Jim. Ou que, durant son enfance, il ait subi l'indifférence complète de ses parents. Ou qu'il n'ait pas eu suffisamment confiance en lui pour se dire « j'y arriverais ». Sans doute que l'histoire du sport aurait été bien différente. Mais il n'en est rien, Jim Hines a prouvé que croire en quelque chose se révèle être un puissant moteur de réussite, de changement, ou de guérison.

Notre personnalité, nos comportements ont été modelés au fil des expériences, par un procédé non-conscient appelé « conditionnement ». Et 95% du temps nous agissons selon ces programmes, non-conscients, que nous n'avons même pas choisis. Le plus dramatique est que nous culpabilisons après avoir eu ces comportements, ou que nous n'aimons pas l'image que nous dégageons. Et pourtant nous continuons à être ce que nous sommes et à agir comme on nous l'a appris. Et si, pour changer, on décidait d'être et de faire ce qui nous plaît ?

La clé de la réussite, du changement ou de la guérison c'est de savoir qui on est et de s'aimer pour ce que l'on est. Il faut aimer nos qualités et nos défauts parce qu'ils nous appartiennent, qu'ils font ce que nous sommes. Peut-être qu'aimer vos défauts vous semble difficile, alors voyez le côté positif : si vous avez des défauts c'est qu'il y a des choses que vous pouvez améliorer en vous. S'aimer réellement et sincèrement provoque dans le corps une onde de bien-être et de plaisir. Comme le riz de l'expérience qui a dégagé une agréable odeur au lieu de fermenter nos corps vont se sublimer au lieu de pourrir. Tomber amoureux de soi-même et agir pour que la lune de miel dure toujours, voilà en résumé ce que chacun devrait faire.

Si s'aimer soi-même est vital, aimer les autres l'est encore plus. Un cerveau seul n'arrive à rien et ne sert à rien. Nous sommes « câblés » pour vivre en communauté, nos cerveaux sont à la fois émotionnels et sociaux. Donc, quand j'aime les autres j'assure ma survie et celle des autres.

Dans le monde tout n'est que vibration, il revient à chacun de choisir sa fréquence pour le meilleur ou pour le pire.

BIBLIOGRAPHIE

L'erreur de Descartes, Antonio Damasio

Spinoza avait raison, Antonio Damasio

L'autre moi-même, Antonio Damasio

Votre cerveau n'a pas fini de vous étonner, Patrice Van Eersel

Je sais que vous mentez, John Eckman

L'intelligence émotionnelle, Daniel Goleman

Un cerveau à 100%, Eric Braverman

La biologie des croyances, Bruce Lipton

Les messages cachés de l'eau, Masaru Emoto

Les 5 blessures qui empêchent d'être soi-même, Lise Bourbeau

L'intelligence intuitive du cœur, Doc Childre et Howard Martin

Le corps quantique, Dr Deepak Chopra

Le génie dans vos gènes, Dawson Church

Guérir, David Servan-Schreiber

ANNEXE 1 : L'EFT

1) Identifiez votre problème précisément : pensez à l'événement difficile que vous avez vécu et identifiez la pire image de cette situation, comme si vous pouviez la voir sur un écran face à vous.

2) Demandez-vous ce que vous ressentez en regardant cette image et évaluez l'intensité de votre ressenti sur une échelle de 0 à 10.

3) Stimulez le tranchant de votre main (droite ou gauche) que l'on appelle le «point karaté» en orange sur la photo de gauche en répétant une fois la phrase suivante : «même si j'ai encore cette image dans ma tête et que je ressens ces sensations, je m'accepte comme je suis. Et c'est bien normal de ressentir encore cela».

4) Stimulez une dizaine de fois chacun des points ci-contre en commençant par le sommet de la tête en répétant une fois une courte phrase de rappel du genre : «cette image» / «cette sensation» / «cette émotion que je ressens» / «C'est bien normal que je ressente encore cela» etc.

5) A la fin de la stimulation des 15 points, respirez profondément, au besoin buvez de l'eau et évaluez ce que vous ressentez en repensant à la même image. Et recommencez le même processus jusqu'au soulagement total de votre ressenti.

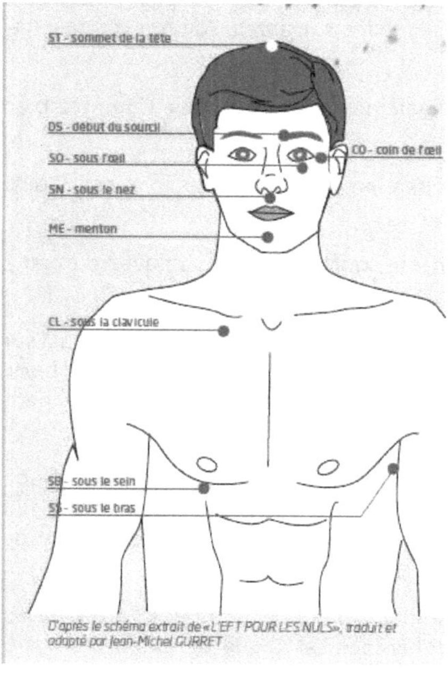

D'après le schéma extrait de «L'EFT POUR LES NULS», traduit et adapté par Jean-Michel GURRET

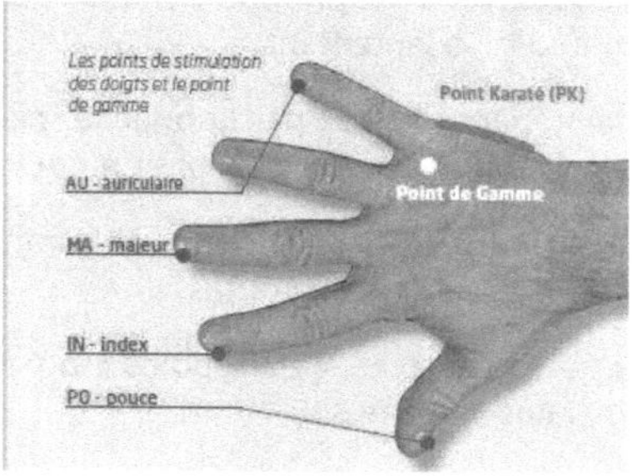

ANNEXE 2 : LA COHERENCE CARDIAQUE

Commencez par vous installer confortablement, assis le dos bien droit. Le dos et les jambes doivent former un angle droit à 90°. Les pieds sont posés au sol. Si vous êtes chez vous, vous pouvez vous mettre à pieds nus, ou simplement vous déchausser.

Pour atteindre un état de cohérence cardiaque, il est nécessaire de respecter un rythme de respiration bien précis de 0,10Hz, soit un cycle par dix secondes. Ce n'est pas un rythme de respiration naturel, c'est pour cela qu'il est très important de bien contrôler sa respiration. Lorsqu'un professionnel formé aux techniques de cohérence cardiaque initie une personne, il utilise un logiciel de biofeedback. En prenant le pouls au niveau du lobe de l'oreille, le logiciel va calculer le rythme cardiaque et l'état du système nerveux autonome.

Bien qu'une séance d'initiation avec un professionnel soit nécessaire pour mettre en place une bonne pratique, respirer reste un acte naturel qui, même contrôlé par la volonté, ne cause aucun désagrément (hormis si vous faites de l'hyperventilation).

Voici comment pratiquer l'exercice, maintenant que vous êtes bien installé :

Inspirez profondément par le nez en gonflant le ventre. (Il s'agit d'une respiration abdominale), pendant cinq secondes. Si vous n'arrivez pas à tenir les cinq secondes, parce qu'au bout de trois vous avez complètement rempli vos poumons, alors bloquez votre respiration pendant les deux secondes suivantes. Apprenez à respirer un peu plus lentement.

Maintenant expirez par la bouche, pendant également cinq secondes. Comptez bien cinq secondes avant d'inspirer à nouveau.

Le cycle est terminé. Continuez comme cela pendant au moins trois minutes, l'idéal étant de tenir cinq minutes.

Et faites cet exercice au moins trois fois par jour, quatre fois si vous avez du mal à vous endormir le soir.

La première séance, dès votre réveil si vous avez l'esprit clair ; asseyez vous sur votre lit et faites l'exercice. Si c'est difficile parce que vous avez besoin de boire votre café avant de faire quoi que ce soit, alors faites l'exercice après le petit déjeuner.

La seconde séance, se fera de 4 à 6 heures plus tard. Au travail, profitez d'une pause pour aller faire votre exercice dans les toilettes. Au volant il est tout à fait possible de faire de la cohérence cardiaque. Peu importe le lieu, l'important étant de bien faire l'exercice.

La troisième séquence aura lieu dans l'après-midi, selon l'heure à laquelle vous avez fait les deux précédentes. Les effets de la cohérence cardiaque perdurant de 4 à 6 heures après l'exercice, il est important de reproduire l'exercice avant que les effets de la précédente série aient disparu.

ANNEXE 3 : LE LIEU DE SECURITE

Allez dans un endroit calme, où vous vous sentez bien. Un endroit familier de préférence. Disons, l'endroit que vous préférez chez vous par exemple. Assurez-vous de n'être pas dérangé pendant la demi heure qui va suivre.

Commençons par construire une image positive : un lieu réel ou imaginaire. Par exemple, ce peut être l'endroit où vous allez en vacances, une plage de sable blanc, ou votre cabane au fond du jardin. Pourquoi pas sur la Lune ou sur Mars. Certains se sentent plus en sécurité lorsqu'ils sont au fond de leur lit. L'important est que vous vous sentiez en sécurité en vous imaginant dans cet endroit.

Faites maintenant fonctionner tous vos sens : par exemple, si votre lieu de sécurité est la plage des salines en Martinique. Ressentez-vous l'air chaud vous fouetter le visage ? Entendez-vous le bruit des vagues déferlant sur la plage ? Sentez-vous l'odeur du sable chaud ?

Tour à tour concentrez-vous sur l'un des sens et augmentez sa sensibilité. Par exemple, augmentez la luminosité, percevez tous les bruits environnants, ressentez la chaleur du soleil sur votre peau, etc.

Maintenant, appréciez l'état interne de votre corps. Comment vous sentez-vous à l'instant présent ? Faites l'inventaire des sensations : battements du cœur, respiration, les intestins, les pensées...

Plaçons maintenant un ancrage, ce qui vous permettra de rejouer à volonté les sensations présentes. Sur le dos de votre main, à la jonction des métacarpes du pouce et de l'index, se trouve une zone que l'on appelle GI4 (pour gros intestin 4 en acupuncture), vous allez la massez en tenant en tenaille ce point avec le pouce et l'index de l'autre main.

Reproduisez l'exercice aussi souvent que possible. Et lorsque vous vous sentez mal, stressé, angoissé, etc. massez votre point GI4.

Voilà, nous avons créé un point d'ancrage sur votre lieu de sécurité. Il ne s'agit que d'un seul exercice basé sur l'imagerie mentale. Faites preuve d'imagination pour en créer d'autres.

Kolibri 360 GmbH
Ferdinand-Jühlke-Straße 7
99095 Erfurt, Deutschland
produktsicherheit@kolibri360.de

Druck:
CPI Druckdienstleistungen GmbH
im Auftrag der
Kolibri 360 GmbH
Ferdinand-Jühlke-Str. 7
99095 Erfurt